GEISTIG FIT BIS INS HOHE ALTER

PROF. DR. MED. EMRAH DÜZEL

Stiftung Warentest

INHALTS-VERZEICHNIS

Erklärung der Symbole

Jede farbige Textpassage bietet Ihnen spannende und besonders wissenswerte Zusatzinformationen. Diese Symbole zeigen Ihnen, was Sie hier erwartet.

Gut zu wissen | Achtung! | Verblüffendes | Eine kurze Anleitung | Aus der Forschung

UNSER ZENTRALES MACHTZENTRUM

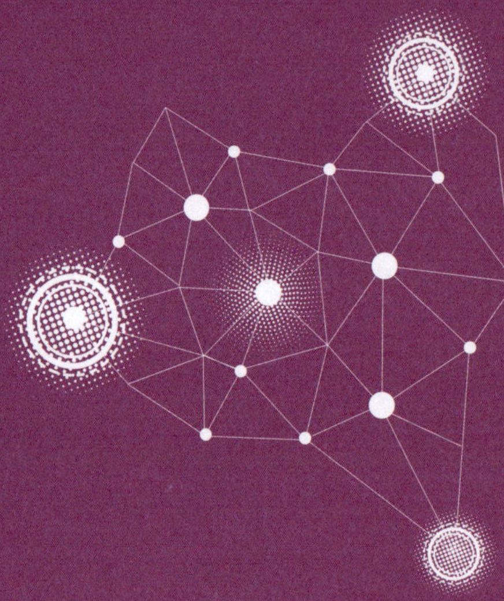

Das menschliche Gehirn ist als Kommandozentrale an all unseren Körperfunktionen beteiligt. Wie es arbeitet, ist gut erforscht, und doch noch von vielen Geheimnissen umgeben.

Die Schaltstelle für Denken, Fühlen, Koordinieren

Unser Gehirn besteht aus Regionen, die alle ihre eigenen Aufgaben haben und dennoch auf faszinierende Weise eng zusammenarbeiten.

Stellen Sie sich vor, Sie haben einen Tisch in einem schönen Restaurant bekommen, das Sie schon lange einmal besuchen wollten. Die Atmosphäre ist angenehm, Ihre Begleitung und Sie sind in guter Stimmung. Der Kellner bringt Ihnen die Speisekarte, die Sie aufmerksam studieren, um sich zur Wahl eines bestimmten Gerichts inspirieren zu lassen. Was Sie nun in der Folgezeit in diesem Restaurant machen, ist vor allem ein Ergebnis dessen, was Ihr Gehirn zu leisten imstande ist. Was jetzt passiert, nennen wir Kognition. Kognition ist jener Prozess, bei dem verschiedene Teile Ihres Gehirns gleichzeitig aktiv werden: Ihre Wahrnehmung sorgt dafür, dass Sie die Karte überhaupt erfassen können, mit Ihrer geschärften Aufmerksamkeit wägen Sie die angebotenen Speisen als mögliche Optionen in Ihrem Arbeitsgedächtnis gegeneinander ab. Bei der Wahl Ihres Lieblingsgerichts arbeitet Ihr semantisches Gedächtnis, das Informationen über die Inhaltsstoffe und Geschmackseigenschaften verschiedener Gerichte gespeichert hat. Einige der Gerichte haben Sie vielleicht schon mal woanders gegessen, diese sind in Ihrem episodischen Gedächtnis abgespeichert und beeinflussen ebenfalls den gerade ablaufenden Entscheidungsprozess. Ein Gericht, das Ihnen zuvor nicht richtig geschmeckt hat, werden Sie eher nicht noch einmal bestellen. Manches, so wissen Sie, mag zwar sehr lecker sein, aber möglicherweise gesundheitliche Beschwerden bei Ihnen hervorrufen. Diese Speisen bestellen Sie nicht, weil Ihr Gehirn die Fähigkeit besitzt, in die Zukunft zu denken und solche Effekte gegen den kurzfristigen Genuss abzuwägen. Auch bei der Frage nach einem Dessert entscheidet Ihr Gehirn mit: Gönnen Sie sich eines als kurzfristige Belohnung oder verzichten Sie darauf mit Blick auf langfristige gesundheitliche Vorteile? In diese komplexen Prozesse fließen noch andere Abwägungen ein, etwa zu finanziellen Möglichkeiten und sozialen Aspekten: Können Sie sich das teure Steak leisten oder bleiben Sie lieber bei einem günstigeren Pastagericht? All das gehört zum Funktionsbereich der Kognition.

EIN NETZWERK BEI DER ARBEIT: Diesen Funktionsbereich der Kognition können Sie sich am besten als ein Netzwerk des Gehirns aus miteinander verbundenen Regionen vorstellen, die es uns ermöglichen, komplexe Aufgaben zu bewältigen, bei denen verschiedene kognitive Funktionen verknüpft werden müssen.

Einige dieser Funktionen haben Sie soeben im Beispiel des Restaurantbesuchs kennengelernt: Kognition umfasst intellektuelle Fähigkeiten wie Gedächtnis, Sprache, komplexe Wahrnehmung, Orientierung, Aufmerksamkeit, Urteilsvermögen, Planung und Entscheidungsfindung. Unser Verhalten entsteht aus dem Zusammenspiel dieser kognitiven Funktionen und umfasst auch emotionale Verarbeitung und Regulation. Verschiedene Strukturen im Gehirn, auf die ich später noch näher eingehen werde, sind für diese Funktionen verantwortlich und unser Gehirn ermöglicht dabei eben nicht nur sehr unterschiedliche Effekte für jede einzelne kognitive Funktion, sondern verknüpft diese auch auf eine erstaunlich enge und schnelle Weise miteinander.

Diese intensive Verknüpfungsleistung der kognitiven Funktionen macht unser Gehirn zu eben jenem faszinierenden Wunderwerk, das uns einen „fitten Geist" bis ins hohe Alter bescheren kann. Denn die Struktur und die Funktionsweise unseres Gehirns geben uns alle Möglichkeiten an die Hand, geistig nicht nur fit zu bleiben, sondern mit zunehmendem Alter sogar fitter zu werden, wenn wir bereit sind, selbst etwas dafür zu tun. Aber: Kein anderes Organ ist so komplex wie unser Gehirn. Es ist unglaublich vielfältig in seinen Möglichkeiten und imstande, Außerordentliches zu leisten. Manches ist der Wissenschaft noch ein Rätsel, aber die Hirnforschung erfährt täglich mehr über unser Superorgan. Wie also funktioniert das mit der geistigen Fitness? Welche Rahmenbedingungen müssen gegeben sein? Was müssen Sie darüber wissen? Was können Sie ganz persönlich dafür tun, Ihr Gehirn fit zu halten und noch fitter zu machen? Sie werden erstaunt sein, was hier alles möglich ist, wenn Sie selbst aktiv werden.

Vom Herz zum Kopf – Der Wandel in der Hirnforschung

Kaum ein Teil des menschlichen Körpers, vielleicht abgesehen vom Herzen, ist von so großer Faszination für uns und von so vielen Mythen umgeben, wie das Gehirn. Hirn und Herz scheinen häufig in einer Art „Kulturkampf" zueinander zu stehen, gerade, was die Frage der menschlichen Emotionen angeht. Doch Sie werden sehen, dass es hier gar nicht um das „eine" oder das „andere" geht – eher geht das eine immer zusammen mit dem anderen (siehe Seite 42).

Aber lassen Sie mich zuerst beim Gehirn selbst bleiben: Eine Besonderheit der heutigen Entwicklungsstufe des menschlichen Gehirns ist es, dass es viel mehr kann, als sensorische Reize der Umwelt zu erfassen und auf diese zu reagieren. Es eröffnet uns die Möglichkeit, mit anderen Menschen zu interagieren, soziale Gemeinschaften zu bilden und diese zu gestalten und weiterzuentwickeln. Das Gehirn macht uns zum Gestalter unseres Lebens, es reagiert natürlich auch auf äußere Reize, lässt uns diese aber in scheinbar unendlich vielfältige Aktivitäten umsetzen. Zunächst einmal gehört sicher die Sinnesverarbeitung zu den zentralen Aufgaben des menschlichen Gehirns.

DER WEG INS GEHIRN: Sinnesreize werden in den Sinnesorganen in elektrische Impulse kodiert. Diese Impulse gelangen über Nervenverbindungen ins Gehirn, wo spezielle Empfangsstationen filtern, was davon ins Bewusstsein gelangt. Zustände wie Schlaf, Meditation, Angst, Erwartungshaltungen beeinflussen die Filterwirkung und darüber hinaus auch, wie die Weiterverarbeitung im Gehirn erfolgt.

Es gibt acht Sinne, mit denen das Gehirn Reize aufnehmen und verarbeiten kann: Sehen, Hören, Tasten, Schmecken, Riechen, Körperempfinden, Gleichgewichtssinn und Temperatur. Die letzten drei sind historisch betrachtet relativ spät als Sinne erkannt worden. Bei den alten Griechen, die auf ihre Art bereits so etwas wie Hirnforschung betrieben haben, beschrieb etwa Aristoteles nur die ersten fünf als zentrale Sinne des Menschen.

Wie eng aber die Verbindung zwischen Hirn und Herz ist, zeigt die Tatsache, dass in den drei bedeutendsten antiken Kulturen –

Ägypten, Griechenland und China – lange die Vorstellung vorherrschte, dass das Herz und nicht das Gehirn für Wahrnehmung, Kognition und Emotionen verantwortlich ist. Diese kardiozentrische (herzbestimmte) Sichtweise findet sich so in der Lehre des Aristoteles, in dem „Buch der Toten" im alten Ägypten und niedergeschrieben im „Huangdi Neijing", einem Standardwerk der Traditionellen Chinesischen Medizin (TCM). In der griechischen Antike vertraten Philosophen wie Empedokles, Demokrit und Aristoteles die Ansicht, dass Geist und Seele im Herzen verankert sind, das über die Blutgefäße mit dem Körper verbunden ist. Doch regte sich bereits damals Widerspruch und andere Denker richteten ihr Augenmerk auf das besondere Schaltwerk im Kopf. Der Mathematiker Pythagoras sowie der Philosoph Platon sind hier zu nennen. Der Wichtigste unter ihnen jedoch ist der Arzt Hippokrates, der in seinem Werk „De Morbo Sacro" das Gehirn als das wichtigste Organ des Menschen beschrieb und damit die Grundlage für die Arbeit des Arztes Galen von Pergamon legte, der die „kephalozentrische (kopfbestimmte) Hypothese" entwickelte, die das Gehirn als durch ein Nervennetzwerk mit dem Körper verbunden beschreibt.

In den vergangenen Jahrhunderten haben Philosophie, Medizin und die Neurowissenschaften die Rolle des Gehirns für Wahrnehmung und Denken mit rasanter Geschwindigkeit vorangetrieben: Der französische Philosoph und Mathematiker René Descartes hat grundsätzlich hinterfragt, wie unsere mentalen Fähigkeiten, wie die Selbstwahrnehmung, mit der rein physischen Substanz des Gehirns vereinbar sind. Immanuel Kant wiederum hat betont, dass die Wahrnehmung durch unsere Sinne und somit durch das Gehirn beeinflusst wird, und so grundsätzlich die Beziehung zwischen Realität und Erkenntnis beschrieben. Mediziner wie Paul Broca und Carl Wernicke fanden im 19. Jahrhundert heraus, dass höhere Funktionen wie unsere Sprache bestimmten Hirnregionen zugeordnet sind. Sie machten so eine „Landkarte für das Gehirn" möglich und legten damit die Grundlage für die Erkenntnis, dass unser Gehirn in einzelnen Funktionsbereichen organisiert ist (siehe Seite 17). Sie sehen, die Erforschung des Gehirns hat eine lange medizinische Geschichte sowie philosophische Tradition und ist nicht einmal ansatzweise beendet. Die Frage, die dieses Buch beantwortet, ist dabei einer der zentralen Punkte dieser Erforschung, weil hier einer der Schlüssel zu einem besseren Leben liegt: Wie können wir unser Wissen nutzen, um das schier unendliche Potenzial unseres Gehirns bis ins hohe Alter optimal zu nutzen?

Eine graue Masse, die nach den Sternen greift

Von außen betrachtet ist unser Gehirn eine scheinbar leblose, weißlich-graue Masse. Es ist weich und hat die Konsistenz von schnittfestem Tofu. Um es zu schützen, ist es zum einen von Hirnflüssigkeit, zum anderen vom Schädelknochen umgeben. Auf den ersten Blick ist kaum zu glauben, dass wir in dieser weichen Masse gleichzeitig die Quelle von Bewusstsein, Wahrnehmung und Kreativität finden. Das Gehirn ist voller Neugier, es erforscht die Tiefen der Ozeane und greift gleichzeitig nach den Sternen. Es kann bewusst erleben und über die Erinnerung in die eigene Erlebnisvergangenheit reisen. Es kann Zusammenhänge erkennen und logische Schlussfolgerungen ziehen. Es macht kontinuierlich Vorhersagen über die eigene Zukunft und lernt aus den dabei auftretenden Vorhersagefehlern. Es kommuniziert, hat Ängste, Vorlieben, Sehnsüchte und Emotionen. Nicht zuletzt hinterfragt es sogar die eigene Existenz.

EIN SCHWERES LEICHTGEWICHT: Mit etwa 1,3 Kilogramm Gewicht im Erwachsenenalter und einem Volumen von 1,1 bis 1,3 Litern ist das menschliche Gehirn scheinbar nicht sonderlich schwer oder groß. Doch obwohl größere Lebewesen wie Elefanten und Wale absolut betrachtet größere Gehirne haben, ist das menschliche Gehirn proportional zur Körpermasse das größte unter allen Säugern. Es ist dreimal so groß, wie man es aufgrund der Körpergröße anderer Primaten und Säuger erwarten würde.

Das Gehirnvolumen unserer fossilen Vorfahren, wie zum Beispiel der berühmten Lucy (der Art Australopithecus afarensis), war mit denen heute lebender Schimpansen vergleichbar und umfasste gerade einmal ein Drittel unserer jetzigen Gehirngröße. In der Evolution ist diese proportionale Größenzunahme des Gehirns eine eher junge Entwicklung, die in „nur" 2,5 Millionen Jahren stattgefunden hat. Diese Größenzunahme hängt offensichtlich mit der kognitiven, sozialen und kulturellen Evolution bis hin zum heutigen Menschen zusammen. Was aber waren die Faktoren, die diese Entwicklung vorangetrieben haben? Dazu gibt es intensive Forschung, die beispielsweise unsere Ernährung als einen sehr wichtigen Punkt definiert hat.

Denken ist ein energiehungriger Prozess und das Gehirn hat immer Hunger. Die Verfügbarkeit hochkalorischer Nahrung, die Beschleunigung der Verdauung durch Kochen, die Verringerung des Energiebedarfes für Bewegung und Nahrungssuche durch den aufrechten Gang, soziale Kooperation in einer Gemeinschaft und Werkzeuggebrauch haben die Voraussetzungen dafür geschaffen, dass sich die Bioarchitektur des Gehirns so gut entwickeln konnte. Darüber hinaus haben genetische Mutationen die Entwicklung von Sprachfähigkeiten und Plastizität (die Fähigkeit zum Umbau neuronaler Strukturen, siehe Seite 128) beschleunigt.

Was macht evolutionär betrachtet neben der relativen Größenzunahme des Gehirns in der neuronalen Maschinerie den entscheidenden Unterschied für die Ausbildung höherer Hirnfunktionen? Welche Besonderheit in der Architektur des Gehirns höhere kognitive Funktionen ermöglicht, ist noch nicht entschlüsselt. Eine interessante Hypothese ist, dass die rasche Ausdehnung der grauen Rinde (Kortex), also der Zellkörperschicht auf der Oberfläche unseres Gehirns, große Teile dieses Kortex' von den Spezialisierungsanforderungen der Sinnesreizverarbeitung befreit und für andere Aufgaben verfügbar gemacht hat. Das ist wichtig, da die die Sinnesreize verarbeitenden Regionen fest verdrahtete und hoch spezialisierte Organisationsstrukturen haben, die sie zwar zu Hochleistungsmaschinen für ihre spezifische Aufgabe machen, darüber hinaus jedoch wenig weitere Verarbeitungsleistungen zulassen.

MEHR HIRN AUF KLEINEM RAUM: Vergleicht man die flächenmäßige Ausdehnung des Gehirns beim Menschen mit anderen Säugetieren, ist der Unterschied enorm. So beträgt die Oberfläche des Großhirns beim Makaken 120 cm^2, beim stark gyrifizierten menschlichen Gehirn jedoch beeindruckende 960 cm^2. Gyrifikation bedeutet, dass sich das Gehirn in Falten legt, um seine Gesamtfläche innerhalb des Schädels zu vergrößern.

In der Evolution des menschlichen Gehirns entwickelten sich immer mehr Regionen, die derartige Spezialisierungen und Einschränkungen nicht aufweisen und durch ihre Flexibilität eine Höherentwicklung des Gehirns vorantrieben. Auf diese Weise sind in den letzten eine Million Jahren Regionen entstanden, die durch dicht miteinander verbundene, wenig spezialisierte Netzwerke gekennzeichnet sind. Sie erstrecken sich weit über den Kortex und reifen erst spät in der Entwicklung vom Kindes- ins Erwachsenenalter aus. Dies ist möglicherweise die Grundlage für die „Befreiung" unserer Kognition von der strikten Reizverarbeitung hin zu kognitiver Kreativität.

Der Begriff „Netzwerk" ist in der Hirnforschung ein abstrakter Begriff für die Idee, dass immer Tausende Nervenzellen gemeinsam in Wechselwirkung treten müssen, um eine kognitive Leistung zu ermöglichen. Diese Gruppe von Nervenzellen kann über das ganze Gehirn verteilt oder auf kleinstem Raum benachbart sein. Je nachdem, welche Nervenzellen im Gehirn zusammenwirken, bilden sich beim Denken unterschiedliche Netzwerke. Manche Netzwerke treten immer in der gleichen Ausprägung in Erscheinung und lassen sich ganz bestimmten Funktionen zuordnen (siehe Seite 12). Sie können sich das vorstellen wie bei einem großen Chor: Die Solisten stehen sinnbildlich für Nervenzellen und diejenigen, die gerade zusammen singen, bilden ein „Netzwerk". Gleichzeitig wissen wir aus der Hirnforschung, dass es sehr viele Netzwerke geben muss, die wir noch nicht kennen.

Die Vernetzungen im Gehirn zeigen, wer wir sind

Am Beispiel des Restaurantbesuchs haben Sie bereits einen ersten Eindruck davon bekommen, was das Gehirn im Bereich der Kognition zu leisten imstande ist. Das Besondere dabei ist, dass man Kognition als eine Eigenschaft von Netzwerken von miteinander verbundenen Regionen verstehen muss. Diese Netzwerke ermöglichen es uns, komplexe Aufgaben zu bewältigen, in denen verschiedene kognitive Funktionen verknüpft werden müssen. Die vielfältigen Aufgaben im Zusammenhang mit der Bestellung im Restaurant haben das gezeigt. Für diese erstaunliche Verknüpfungsleistung gibt es zentrale Schaltstationen in unserem Gehirn. Das sogenannte Zentrale Exekutivnetzwerk (CEN) ist beispielsweise eines davon und dann aktiv, wenn wir uns auf Aufgaben konzentrieren, planen und Entscheidungen treffen. Demgegenüber kommt das Ruhezustandsnetzwerk (Default Mode Network, DMN) zum Einsatz, wenn wir nicht auf die Außenwelt fokussiert sind, etwa beim Tagträumen oder Nachdenken über die Vergangenheit und Zukunft.

EINE SACHE DER NETZWERKARBEIT

Unser Gehirn funktioniert über Netzwerke, die je nach Aufgabenstellung verschiedene Regionen enger zusammenschalten.

DAS RUHEZUSTANDSNETZWERK

Default Mode Network/DMN

Beteiligte Hirnregionen: die mittleren Anteile des Vorderhirnlappens, der Precuneus, Teile des Gyrus cinguli, obere Anteile des Scheitellappens und der Hippocampus.

Was passiert: Tagträumen, Zukunftspläne schmieden, Erinnern an die eigene Biografie, Rekapitulieren von Ereignissen

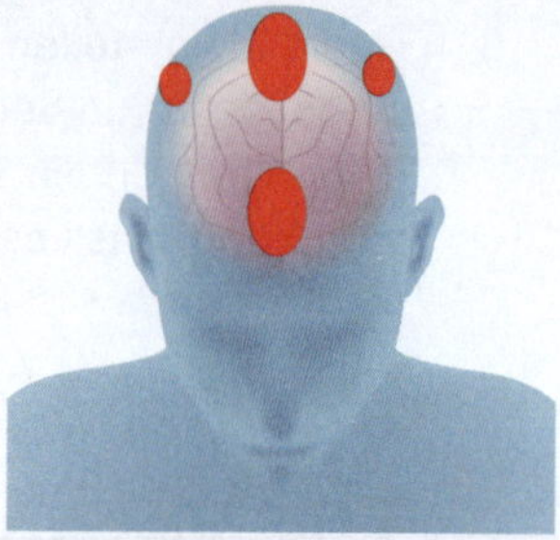

DAS ZENTRALE EXEKUTIVNETZWERK

Central Executive Network/CEN

Beteiligte Hirnregionen: der seitliche Vorderhirnlappen, hintere Anteile des Scheitellappens, die Augenfelder im Vorderhirnlappen, obere und mittlere Anteile des Vorderhirnlappens

Was passiert: Aufmerksamkeit, Arbeitsgedächtnis, Problemlösen, Entscheidungsfindung

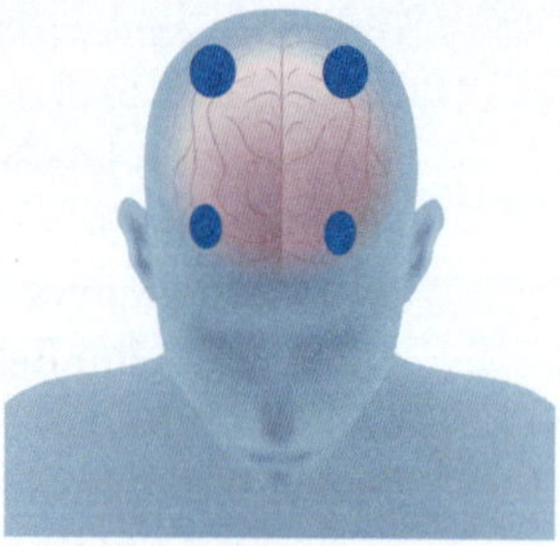

DAS AUFMERKSAMKEITSNETZWERK

Salience Network

Beteiligte Hirnregionen: der vordere insuläre Kortex, der vordere zinguläre Kortex, subkortikale Strukturen (Amygdala, Thalamus, Basalganglien)

Was passiert: Erkennen wichtiger Informationen aus der Umwelt oder dem eigenen Körper, um die Aufmerksamkeit darauf zu lenken

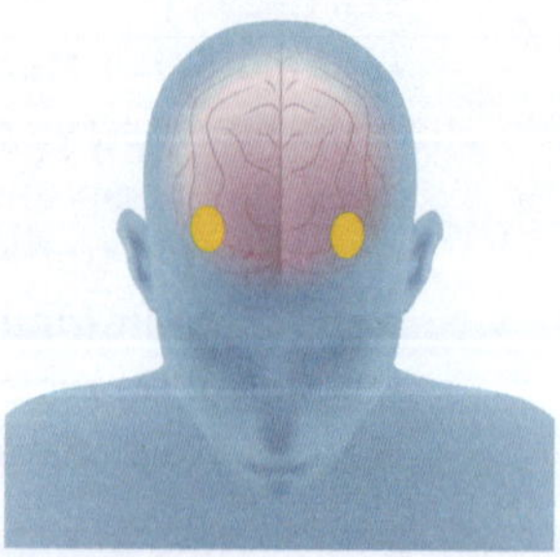

Unser Verhalten wird zudem von einer weiten Facette höherer Gehirnfunktionen beeinflusst und geleitet, die letztlich unsere Persönlichkeit definieren. Dazu gehören die psychologische Verfassung, die Eigenschaften und die Reaktionsstile, aufgrund derer wir uns in einer Vielzahl von Situationen und Umständen auf eine bestimmte Art und Weise verhalten.

WAS UNSERE PERSÖNLICHKEIT AUSMACHT: Als Persönlichkeitsmerkmale versteht die Psychologie jene individuellen Ausprägungen menschlichen Verhaltens, die Menschen voneinander unterscheiden. Beispiele sind Intelligenz, Geselligkeit oder auch Aggressivität. In ihrer Gesamtheit machen sie die Persönlichkeit eines Menschen aus und definieren damit seine Individualität. Anhand von Persönlichkeitsmerkmalen können beispielsweise Aussagen über mögliche künftige Verhaltensweisen von Menschen getroffen werden.

Inwieweit unser Gehirn und dessen vernetzte Arbeitsweise auch unsere „Persönlichkeit" und unser Verhalten mittragen, lernt die Hirnforschung immer besser zu verstehen, und sie hat bereits herausgefunden, dass auch Persönlichkeitsmerkmale mit bestimmten Hirnregionen verknüpft sind. In Studien konnte beispielsweise nachgewiesen werden, dass die Vernetzung zwischen den Hirnarealen – ob sie enger oder loser zusammenarbeiten – ebenso individuell ist. So konnte zum Beispiel gezeigt werden, dass bei Menschen, die gerne und intensiv neue Dinge ausprobieren, das Belohnungs- und Motivationssystem des Gehirns (das ventrale Striatum) und das Gedächnisareal (der Hippocampus) auffallend ausgeprägte Verknüpfungen hatten.

Neuronen im Dauergespräch: Wie Denken funktioniert

Von außen betrachtet wirkt unser Gehirn stets vollkommen unbeweglich. Doch das täuscht, denn unter der Oberfläche findet ein wahres Feuerwerk an elektrischer und elektrochemischer Aktivität der Milliarden Nervenzellen statt. Diese Aktivität ist so stark, dass sie sogar die Schädelknochen überwindet und auf der Kopfhaut mit Elektroden in 10 bis 300 uV (Mikrovolt) Stärke messbar ist. Das ist zwar 10 000 Mal schwächer als bei einer herkömmlichen Batterie, aber unser Gehirn entwickelt diese elektrische Energie nicht nur an einer Stelle, sondern auf der gesamten Kortexoberfläche. So überrascht es nicht, dass das menschliche Gehirn, obwohl es nur etwa zwei Prozent des Körpergewichts ausmacht, etwa 20 Prozent der gesamten Energie, die der Körper im Ruhezustand benötigt, verbraucht. Als Grundstruktur des menschlichen Gehirns fungieren dabei die neuronalen Netzwerke. Sie sind die elektrisch und elektrochemisch aktiven Bausteine der Kognition. Die einzelnen Nervenzellen, Neuronen genannt, sind durch Synapsen miteinander verbunden.

GRUNDBAUSTOFF NEURON: Das menschliche Gehirn besteht aus etwa 86 Milliarden Neuronen, die über komplexe Netzwerke miteinander verbunden sind. Ein Neuron ist eine spezialisierte Zelle, die elektrische und chemische Signale empfängt, verarbeitet und weiterleitet. Es besteht aus drei Hauptteilen: dem Zellkörper (Soma), den feinen, weitverzweigten Dendriten, die als Empfängerantennen dienen, und dem langen, dünnen Axon, das wie ein Kabel die Signale eines Neurons an andere weiterleitet.

Die Kommunikation zwischen Neuronen erfolgt durch elektrochemische Prozesse. Wenn ein Neuron ein elektrisches Signal von einem anderen Neuron empfängt, führt dies zu einer Veränderung des elektrischen Potenzials seiner Zellmembran. Jeder neu eintreffende elektrische Impuls löst eine Potenzialänderung aus. Die Potenzialänderungen werden im Neuron verknüpft und können unter bestimmten Bedingungen dann ein Aktionspotenzial auslösen – das heißt, das Neuron entlädt sich. Dieses Aktionspotenzial wird über das Axon zu anderen Neuronen weitergeleitet. Die Synapsen am Ende des Axons setzen daraufhin chemische Botenstoffe – Neurotransmitter genannt – frei, die über einen schmalen Spalt hinweg die Dendriten anderer Neuronen anregen. Dieser Prozess wird als synaptische Übertragung bezeichnet und ist die Grundlage für die Kommunikation von Nervenzellen im Gehirn. Wenn wir diese Prozesse auf einem Bildschirm beobachten würden, könnten wir uns selbst beim Denken zuschauen. Tatsächlich ist das in der Hirnforschung in Ansätzen heute schon möglich. Auch außerhalb des Gehirns sind chemische Signalübertragungen von Nervenzellen von Bedeutung, etwa im Darm oder in der Muskulatur.

Typischerweise versetzen sich neuronale Netzwerke in Schwingungen, sogenannte Oszillationen. Neuronale Oszillationen sind rhythmische Schwankungen der elektrischen Aktivität im Gehirn und spielen eine zentrale Rolle in verschiedenen kognitiven Prozessen. Neuronale Oszillationen treten auf, wenn Gruppen von Neuronen synchron in einem rhythmischen Muster ihre elektrische Ladung verändern. Die Entstehung dieser Oszillationen hängt von der komplexen Wechselwirkung zwischen Neuronen und deren synaptischen Verbindungen ab. Die Aktivität eines Neurons wird durch die Signale beeinflusst, die es von anderen Neuronen erhält. Diese Signale können durch zeitlich abgestimmte, rhythmische Aktivität verstärkt oder abgeschwächt werden. Durch diese Synchronisation können Neuronen effizienter kommunizieren und die erhaltenen Informationen verarbeiten. Auf diese Weise kontrollieren rhythmische Schwingungen, welche Hirnbereiche momentan zusammenarbeiten können. Sie ermöglichen einen Kommunikationskanal zwischen Hirnregionen, die für eine kognitive Leistung zusammenarbeiten müssen.

GEDANKENSCHWINGUNGEN: Sogenannte Theta-Oszillationen, die in einem Frequenzbereich von vier bis acht Hertz im EEG (Elektroenzephalogramm) liegen, sind eng mit Gedächtnisprozessen, Aufmerksamkeit und Navigation verbunden und treten typischerweise im Hippocampus auf. Theta bedeutet, dass eine Schwingung etwa 200 Millisekunden dauert. Es hat sich vor Kurzem herausgestellt, dass dieses wellenförmige Schwingen von Nervenzellen ganz besonders wichtig für die Kodierung der Raum- und Zeitinformation ist.

Was bedeutet das nun konkret? Durch die neuronale Oszillation kommunizieren die Netzwerke unseres Gehirns über verschiedene Hirnregionen hinweg, wir sind somit für die Aufnahme von Informationen und die Ausführung komplexer kognitiver Aufgaben wesentlich besser gerüstet. Vereinfacht kann man sagen, dass Regionen, die im gleichen Takt schwingen, besser miteinander kommunizieren und weniger von anderen Hirnregionen „gestört" werden, die einen anderen Takt bevorzugen.

Die neuronale Signalübertragung spielt eine wichtige Rolle für die Geschwindigkeit kognitiver Prozesse. Die Geschwindigkeit, mit der ein Aktionspotenzial entlang eines Axons wandert, hängt dabei von mehreren Faktoren ab. So sind viele Axone von Myelin umhüllt, einer fetthaltigen Substanz, die als Isolator wirkt und die Leitungsgeschwindigkeit erheblich erhöht. Myelin kann die Geschwindigkeit der Signalübertragung von wenigen Metern pro Sekunde auf über 100 Meter pro Sekunde steigern. Die Aktionspotenziale beschleunigen damit auf die Geschwindigkeit eines Formel-1-Rennwagens und rasen mit 360 km/h durch den Körper.

EINE FRAGE DES TEMPOS: Je schneller die Signale zwischen Neuronen übertragen werden, desto schneller können kognitive Prozesse ablaufen. Dies ist besonders in Situationen wichtig, die sofortige Reaktionen erfordern, wie etwa bei der visuellen Wahrnehmung von sich rasch bewegenden Objekten oder bei der schnellen Verarbeitung von Sprache.

Die Übertragungsgeschwindigkeit ist aber auch für die erfolgreiche Kommunikation von verschiedenen Hirnregionen erforderlich. Was passiert, wenn Übertragungsgeschwindigkeiten stellenweise verlangsamt sind, können Sie sich in etwa wie bei der Deutschen Bahn vorstellen: Das Schienennetz der Deutschen Bahn hat eine Gesamtstrecke von etwa 33 400 Kilometern, kommt es hier zu einer Störung, wie einer Verspätung auf einer Strecke, hat das oft Auswirkungen auf viele andere Verbindungen. Schon das Beispiel des Restaurantbesuchs zeigt, wie scheinbar einfache alltägliche Tätigkeiten eine komplexe Verzahnung von kognitiven Teilprozessen erfordern, die zeitlich genau abgestimmt werden müssen. Die Verspätung einer Verbindung kann dann andere Prozesse negativ beeinflussen.

Durch die Leitungsgeschwindigkeit von Axonen und die Kontrolle der Kommunikation von Hirnregionen durch Schwingungen sind der Geschwindigkeit, mit der Denkprozesse ablaufen können, prinzipielle Grenzen gesetzt. Es ist in der Hirnforschung aber noch nicht vollständig bekannt, ob wir diese Grenzen schon ausgeschöpft haben. Auch ist unklar, ob sich Übertragungsgeschwindigkeiten und Schwingungsfrequenzen erhöhen lassen, um kognitive Prozesse zu beschleunigen.

Die Landkarte: Was in den Hirnregionen passiert

Der Aufbau des Gehirns ist in seiner Komplexität überwältigend. Einfacher macht es die Einteilung in Regionen, die spezifische Aufgaben übernehmen.

Stellen Sie sich das Gehirn als Landkarte vor und denken Sie an die Handelsbeziehungen auf einem Kontinent. Dort gibt es regionalen Handel vor Ort in den einzelnen Städten und Gemeinden. Es bestehen aber auch Handelsstrukturen, die sich auf weiter entfernte Regionen beziehen, Handel zwischen verschiedenen Staaten und zwischen Regionen in ganz unterschiedlichen Bereichen der Landkarte. So ist es auch bei unserem Gehirn: Jede Region Ihres Gehirns erfüllt spezifische Aufgaben, ist jedoch durch die bereits beschriebenen neuronalen Netzwerke mit den anderen Regionen verbunden. Leider ist unsere Landkarte des Gehirns noch nicht vollständig entschlüsselt. Wir wissen immer noch nicht genau, wie die Hirnregionen miteinander verbunden sind, also welche Verkehrswege den Handel ermöglichen. Manchmal sind wir überrascht, Abkürzungen zu finden, wo wir keine vermutet haben. So sind nach und nach unterschiedliche Landkarten entstanden – vergleichbar mit der „Evolution der Weltkarte". Allerdings sind wir hier noch weit von einem finalen Globus entfernt. Da ist beispielsweise die sogenannte zytoarchitektonische Landkarte, die Regionen nach deren Zellbeschaffenheit einteilt. Dann sind da Karten, bei denen gezeigt wird, welche Hirnregionen dauerhaft miteinander ein Netzwerk bilden (siehe Seite 12).

Ich werde in meiner Beschreibung verschiedene Landkarten heranziehen, um darzustellen, was verschiedene Hirnregionen leisten und wer mit wem warum zusammenarbeitet. Denn wenn Sie diese Aufgaben der Hirnregionen kennen, werden Sie auch verstehen, wie und warum die Tipps und Übungen in diesem Buch Ihren fitten Geist befördern. Und Sie werden so verstehen, wie genau Sie diese trainieren können.

DER ATLAS UNSERES GEISTES

Die Forschung erfährt immer mehr über den Aufbau des Gehirns und welcher „Ort“ für welche Fähigkeit beispielsweise zuständig ist.

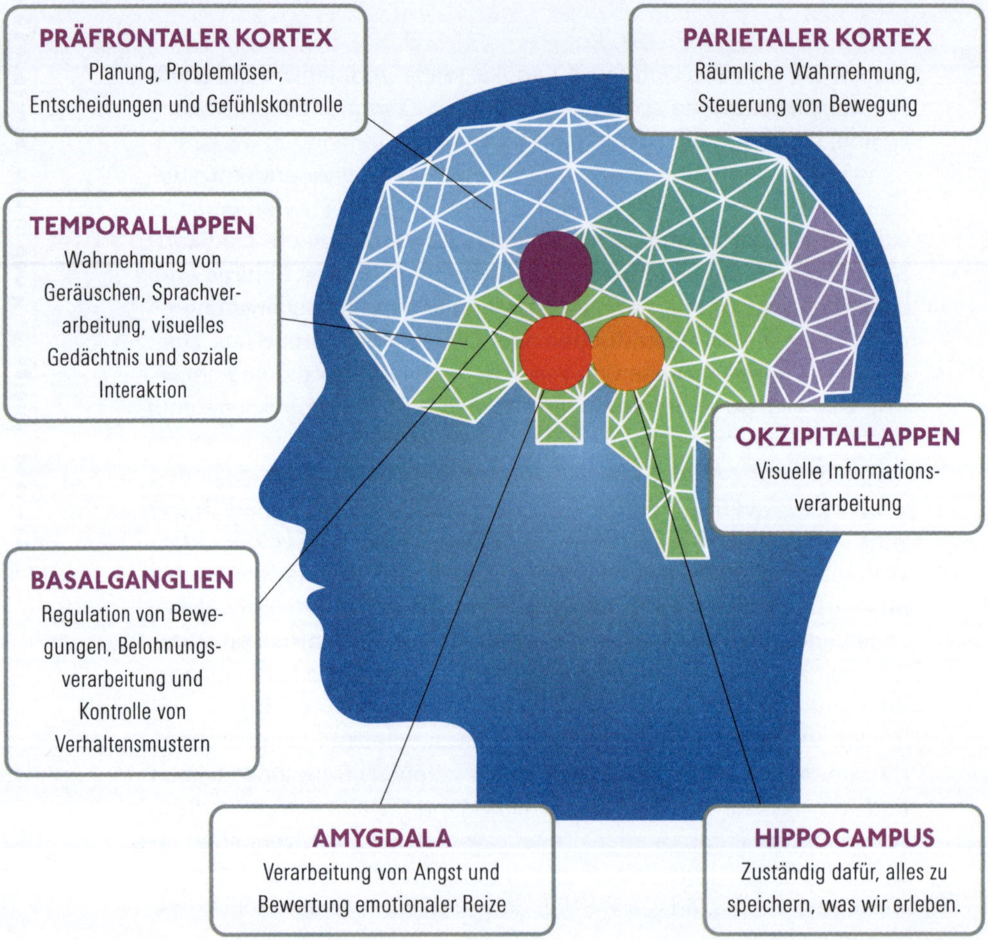

Ihre Persönlichkeit wohnt im präfrontalen Kortex

Die Persönlichkeit eines Menschen zeigt sich uns vor allem in seinen Handlungen und Emotionen. Nach diesen beurteilen wir unser Gegenüber und entwickeln nicht zuletzt Sympathien oder Antipathien. Die Ausprägung der Persönlichkeit wird dabei vor allem von einer Hirnregion geprägt, die wir als Vorderlappen oder präfrontaler Kortex (PFC) bezeichnen. Dort manifestieren sich unsere Entscheidungen und unsere Kontrolle über unsere Emotionen. Der PFC ist in drei wichtige Unterbereiche unterteilt, die jeweils spezifische kognitive Prozesse steuern: der dorsolaterale präfrontale Kortex (DLPFC), der ventromediale präfrontale Kortex (VMPFC) und der orbitofrontale Kortex (OFC). Der DLPFC ist dabei zentral für das Arbeitsgedächtnis und die exekutive Kontrolle. Er ermöglicht es uns, Informationen kurzfristig zu speichern und zu bewerten, um komplexe kognitive Aufgaben zu bewältigen und Möglichkeiten gegeneinander abzuwägen. Wenn Sie ein Date haben und es darum geht, ob Sie sich in die andere Person verlieben oder nicht, hängt dies wesentlich vom VMPFC ab, denn dieser ist an der Aufnahme von emotionalen Informationen beteiligt und hilft nicht zuletzt auch bei der Bewertung von Belohnungen und Bestrafungen. Der OFC spielt eine wichtige Rolle, wenn wir unser Verhalten an veränderte Umgebungsbedingungen anpassen müssen. Schädigungen in dieser Region können zu impulsivem Verhalten und einer verminderten Fähigkeit führen, aus Erfahrungen zu lernen. Dies kann beispielsweise bei Straftaten eine Rolle spielen.

WENN DER PFC ERWACHSEN WIRD: Der präfrontale Kortex erreicht seine volle Reife erst im frühen Erwachsenenalter. Diese Entwicklung ist maßgeblich für die Fähigkeit zur Selbstkontrolle und zum abstrakten Denken. Der PFC ist hochgradig plastisch, wird somit durch Erfahrungen und Lernen fortwährend geformt. Diese Plastizität spielt eine zentrale Rolle, wenn Menschen nach Hirnschädigungen vieles neu lernen müssen. Diese Lernprozesse bezeichnet man oft als kognitive Rehabilitation.

Die Interaktionen zwischen PFC und dem limbischen System, das die Emotionen verarbeitet und etwa dafür sorgt, dass Endorphine ausgeschüttet werden, sind dann beispielsweise entscheidend für die Regulation dieser Emotionen und wenn es darum geht, verschiedene Handlungsoptionen gegeneinander abzuwägen. Doch so einfach sind Emotionen natürlich nicht, es bleibt nicht bei einem Dialog zwischen zwei Regionen, sondern über die neuronalen Netzwerke gibt es eine Interaktion mit einer weiteren Region, nämlich dem Schläfen- oder Temporallappen. Dieser spielt zunächst einmal eine zentrale Rolle für die Hörfähigkeit und damit auch für die Sprachverarbeitung. Außerdem steuert er Gedächtnisfunktionen und sorgt dafür, dass wir Gesichter erkennen können. Wenn wir uns in sozialen Kontexten bewegen, auf eine Party gehen, eine neue Stelle mit neuen Kollegen antreten oder andere gruppendynamische Situationen zu meistern haben, spielt der Schläfenlappen eine wesentliche Rolle, um uns dort gut durchzumanövrieren. Personen erkennen, Gesprächen folgen, Verabredungen merken: All das passiert zum großen Teil im Schläfenlappen.

WIESO HEISSEN DIE LAPPEN EIGENTLICH LAPPEN?
Der Begriff „Lappen" stammt vom lateinischen Wort „lobus". Wenn man das Gehirn von außen betrachtet, fallen einige tiefe Einfaltungen und Furchen auf, die besonders markant sind und das Gehirn zu unterteilen scheinen. Anatomen haben den Begriff Lappen auch für andere Organe benutzt – so sprechen wir auch vom Lungen- oder Leberlappen. Sie beschreiben die äußerliche Struktur eines Organs.

Eine besondere Funktion erfüllt im Schläfenlappen die Amygdala. Unsere Gefühlswelt ist von ihr abhängig. Sie liegt im medialen, inneren, Schläfenlappen und hat besondere Bedeutung bei der Verarbeitung von Angst und bei der Bewertung emotionaler Reize. Dabei arbeitet sie eng mit dem Hippocampus zusammen, um emotionale Erinnerungen zu verarbeiten. Die Amygdala ist eng mit anderen Gehirnregionen wie dem präfrontalen Kortex vernetzt und ermöglicht so, emotionale Informationen in Handlungen und Entscheidungen umzusetzen. Wenn Sie sich verlieben, erleben Sie ein Musterbeispiel der neuronalen Netzwerke, die eine Zusammenarbeit zwischen PFC und Schläfenlappen ermöglichen und Ihnen vielleicht dabei helfen, eine wesentliche Entscheidung für Ihr Leben zu treffen.

Wie unser Gehirn unsere räumliche Wahrnehmung steuert

Das entscheidende Spiel der Fußballsaison steht an, Ihr Lieblingsstürmer erhält einen genialen Pass und läuft auf das gegnerische Tor zu. Scheinbar mit einem „Blick“ erfasst er, wie er die gegnerische Abwehr geschickt ausspielen kann und daraus eine Torchance mit hoffentlich erfolgreichem Abschluss macht. In seinem Gehirn ist in diesem Moment der parietale Kortex hochgradig aktiv. Er steuert die räumliche Wahrnehmung und Aufmerksamkeit, im Beispiel die des Spielers, und ist für die räumliche Steuerung von Bewegungen zuständig. Der parietale Kortex sorgt dafür, dass Informationen aus verschiedenen Zusammenhängen so aufgenommen werden, dass diese in konkrete zielgerichtete Handlungen umgesetzt werden können. Nur so kann der Fußballer die Abwehrspieler umkurven und ein Tor erzielen. Der parietale Kortex entwickelt sich im Laufe des Lebens weiter und zeigt dabei eine bemerkenswerte Plastizität, die es ermöglicht, uns an neue sensorische Erfahrungen und motorische Anforderungen anzupassen. Die neuronale Reorganisation innerhalb des parietalen Kortex ist nicht zuletzt entscheidend für die Erholung nach Schädigungen, wie sie beispielsweise bei Schlaganfällen auftreten.

Bei der Verarbeitung sensorischer Informationen, der Steuerung motorischer Funktionen und der Kontrolle kognitiver Prozesse spielen der Thalamus und die Basalganglien die entscheidende Rolle. Sie sind wichtig bei der Umsetzung unserer kognitiven Wahrnehmung in ein bestimmtes Verhalten. Der Thalamus, eine Art großer Empfangszentrale im Gehirn, ist eine eiförmige Struktur, die als Hauptrelaisstation für sensorische Informationen fungiert. Alle sensorischen Informationen, die ins Gehirn wollen, müssen sich hier registrieren und anmelden. Der Thalamus leitet die sensorischen Signale dann an die korrekte Stelle weiter. Eine Ausnahme bildet der Geruchssinn. Dieser darf Gerüche am Thalamus vorbei direkt zur Geruchsrinde senden. Die Basalganglien liegen tief im Gehirn und sind eng mit dem Thalamus, dem Kortex und dem Kleinhirn vernetzt. Sie spielen eine entscheidende Rolle bei der Regulation von Bewegungen, der Belohnungsverarbeitung und der Kontrolle von Verhaltensmustern. Sie haben eine enorme Bedeutung für die Balance zwischen automatisierten Handlungen, sogenannten Gewohnheiten, und kontrollierten Handlungen. Gewohnheiten ermöglichen in vielen Fällen eine hohe Handlungseffizienz, etwa beim Autofahren, beim Ankleiden oder Kochen. Allerdings müssen wir immer in der Lage sein, Gewohnheiten flexibel zu überwinden, wenn diese nicht adäquat sind.

Das Gehirn hört und sieht genau hin!

Im oberen Teil des Schläfenlappens befindet sich die primäre Hörrinde, die für die Verarbeitung auditorischer Informationen zuständig ist. Sie empfängt und verarbeitet die Signale, die unser Ohr uns beispielsweise während eines Gesprächs oder bei der Wahrnehmung von Geräuschen sendet. Dabei spielt sie eine Schlüsselrolle bei der Wahrnehmung von Klangmustern, inklusive Lautstärke, Harmonien, Melodien, Klangfarben, und bei der Sprachverarbeitung. Auch der parietale Kortex spielt beim Hören eine wichtige Rolle.

Um Sehinformationen verarbeiten zu können, benötigen wir vor allem den Okzipitallappen. Dieser lässt sich in mehrere Bereiche unterteilen, die jeweils spezifische Aspekte der visuellen Verarbeitung übernehmen. Man bezeichnet sie als V1 (primärer visueller Kortex) bis V5. Bei einem Date sorgt der Okzipitallappen dann dafür, dass die optischen Informationen, die die andere Person Ihnen fortwährend liefert, in Ihre Beurteilung einfließen. Sie verlieben sich in die schönen Augen Ihres Gegenübers? Der Okzipitallappen hat definitiv damit zu tun! Der Okzipitallappen ist stark vernetzt mit anderen Hirnregionen, die für die weitergehende Verarbeitung visueller Informationen zuständig sind und Ihnen damit auch sagen, ob die wunderschönen Augen Ihres Dates ein wesentlicher Grund für weitere Verabredungen sein könnten.

Wo unsere Erinnerung sitzt

Unser Gehirn kann nur dann etwas Neues lernen, wenn Nervenzellen neue Verknüpfungen, also Synapsen oder Dendriten bilden. Dies betrifft sowohl das Lernen einer neuen Sprache, als auch einer neuen Fertigkeit, wie etwa Jonglieren. Diese neuen Verknüpfungen bedeuten, dass unser Gehirn sich ständig verändern können muss. Wir nennen das Plastizität. Gleichzeitig darf es sich aber nicht zu sehr verändern: Nur wenn neue Verknüpfungen stabil bleiben, ist langfristiges Lernen und Erinnern möglich. Diese Balance zwischen Plastizität und Stabilität ist eines der großen Mysterien des Gehirns. Doch wie erinnern wir uns später an das Neuerlernte? Im Hippocampus befinden sich wesentliche Gedächtnisfunktionen. Informationen werden hier zu Inhalten gespeichert und können von hier später wieder abgerufen werden. Auch die Überführung von Inhalten des Kurzzeitgedächtnisses ins Langzeitgedächtnis ist eine wesentliche Leistung des Hippocampus.

WENN DER HIPPOCAMPUS GESCHÄDIGT IST: Bei einer Kohlenmonoxidvergiftung besteht die Gefahr von verzögert einsetzenden kognitiven, neurologischen Einschränkungen wie Konzentrationsstörungen oder Verhaltensauffälligkeiten. Der Hippocampus kann sogar erhebliche Schädigungen davontragen, sodass die Betroffenen keine neuen Erinnerungen mehr bilden und das, was sie bis zu zehn Jahre vor der Vergiftung erlebt haben, nicht mehr abrufen können.

Die den Hippocampus umgebenden Strukturen des Schläfenlappens (entorhinaler Kortex, perirhinaler Kortex, parahippocampaler Kortex) sind von besonderer Bedeutung für das Gedächtnis. Sie bilden die Eingangs- und Ausgangsportale für die Gedächtnisbildung. Das bedeutet, dass neue Informationen hier in den Langzeitspeicher Eingang finden, dort mit bestehenden Informationen verknüpft werden und diese Verknüpfungen durch die Ausgangsportale in andere Hirnregionen weitergeleitet werden. So können neue und alte Erlebnisse verbunden werden. Gleichzeitig bringen sie verschiedene Informationsinhalte zusammen. So kommt hier die Abbildung von Raum und von Gegenständen zusammen.

Wie Sie sehen, befindet sich auf dem begrenzten Areal unseres Gehirns eine ganze Welt. Im weiteren Verlauf werden Sie erfahren, wie Sie diese Welt gezielt beeinflussen können und was sie Ihnen bei optimaler Nutzung zu bieten hat. Ihr Gehirn kann mehr, als Sie bisher vermutlich geahnt haben, daher lassen Sie uns ein wenig mehr Bewusstsein fürs Bewusstsein schaffen.

DAS GEDÄCHTNIS – UNSER GESPEICHERTES LEBEN

Wir verfügen über mehrere Gedächtnisse, jedes davon speichert andere Dinge ab und macht sie uns wieder zugänglich.

- Das episodische Gedächtnis: Es sammelt alle persönlichen Erinnerungen an Ereignisse und Erlebnisse. Es umfasst somit die wichtigen Aspekte unserer Autobiografie. Unsere peinlichsten Missgeschicke etwa oder unsere glücklichsten, aber auch schlimmsten Momente: der langersehnte Führerschein, die Hochzeit, die Geburt der Kinder, die Trennung vom Partner, die Beerdigungen von geliebten Menschen und alles dazwischen wird dort abgespeichert. Diese Erinnerungen haben einen räumlichen und zeitlichen Bezug, wir können sie mehr oder weniger genau in eine Zeitleiste einfügen. Das episodische Gedächtnis speichert also all das ab, an das wir uns erinnern.

- Das semantische Gedächtnis beherbergt, was wir im Sprachgebrauch als Allgemeinwissen bezeichnen. Also die Gesamtheit der Erfahrungen und des Faktenwissens, die wir im Laufe unseres Lebens gesammelt haben. Wer war wann Bundespräsident? Wann war Deutschland zuletzt Fußballweltmeister? Die Hauptstädte Europas, das kleine Einmaleins, die Zahlenkombination des Fahrradschlosses, der Name der Nachbarsfamilie ... Dieses Wissen speichert das semantische Gedächtnis in Bildern und Worten ab, es verzeichnet aber keine emotionalen Bezüge wie beim episodischen Gedächtnis. Das semantische Gedächtnis ist zuständig für all das, was wir wissen.

- Das prozedurale Gedächtnis wird auch Fertigkeitsgedächtnis genannt. Ob Fahrradfahren, Zähneputzen, Laufen auf zwei Beinen oder in der Muttersprache Sprechen, das prozedurale Gedächtnis speichert unsere erworbenen oder angeborenen Fähigkeiten, Gewohnheiten und Verhaltensweisen. Es sind dann die automatisierten Handgriffe, über die wir uns keine Gedanken machen, sondern sie unbewusst ausführen. Wenn wir einen Ablauf oft genug wiederholt und geübt haben, können wir ihn ausführen, ohne darüber nachdenken zu müssen.

- Das assoziative Gedächtnis gibt uns die Fähigkeit, die Beziehung zwischen nicht verwandten Elementen zu lernen und sich daran zu erinnern. Dazu gehört beispielsweise, das Aroma eines Parfums mit einer bestimmten Person, der Oma vielleicht, zu verknüpfen. Auch die Konditionierung wie bei den Pawlowschen Hunden, also das antrainierte Wissen: „Mit dem Glockenton gibt es Futter", gehört zum Aufgabenbereich des assoziativen Gedächtnisses.

Immer eine Einheit: Das Gehirn und unser Körper

Unser Gehirn macht uns überlebensfähig, ist aber sinnlos ohne unseren Körper. Erst im Zusammenspiel beider entsteht das eigentlich Menschliche.

Das Gehirn ist nichts ohne unseren Körper und unser Körper wäre nichts ohne unser Gehirn. Als Kommandozentrale ist das Gehirn die Instanz, die vom Wachstum unserer Haarspitzen bis zur kleinsten Bewegung des großen Zehs, also bei jeder Körperfunktion, eine Rolle spielt. Wie dieses Zusammenspiel funktioniert, ist beispielsweise von großer Bedeutung für die medizinische Behandlung unterschiedlichster Verletzungen am Körper. Um hier gezielt für Heilungsprozesse sorgen zu können, ist die Kenntnis um das Zusammenspiel von Körper und Gehirn entscheidend. Aber auch bei der Vorbeugung spielt das Wissen um mentale Prozesse eine wichtige Rolle. Nicht umsonst hat sich der lateinische Spruch „Mens sana in corpore sano" (deutsch: Ein gesunder Geist in einem gesunden Körper) bis heute erhalten. Hierbei ist besonders die Wechselwirkung betont: Das Gehirn steuert nicht nur Körperprozesse, sondern wird von der Gesunderhaltung der Körperorgane wiederum positiv beeinflusst. Etwas, das Sie selbst wiederum unmittelbar beeinflussen können, wie ich Ihnen später noch zeigen werde (siehe ab Seite 31).

Enge Verbindungen mit den anderen Organen

Es ist eine sehr alte Weisheit, dass Körper und Geist sich gegenseitig beeinflussen. Neuronale Prozesse sind nicht ausschließlich auf das Gehirn beschränkt, sondern haben vielfältige Interaktionen mit anderen Organen des Körpers. Diese Interaktionen sind von zentraler Bedeutung für unsere Kognition und darüber hinaus auch für unser allgemeines Wohlbefinden. Neurobiologisch haben wir mittlerweile ein gutes Verständnis von den vielfältigen Verbindungen, die unser Gehirn mit dem restlichen Körper verknüpfen. Eine wichtige Verbindung sind die Nervenstränge, die mit dem Rückenmark und den tieferen Anteilen unseres Gehirns verbunden sind. Teil dieses sogenannten peripheren Nervensystems ist das autonome Nervensystem (ANS). Es reguliert Funktionen innerer Organe, einschließlich Herz, Lunge, Magen-Darm-Trakt und der endokrinen Drüsen. Zwei Hauptzweige arbeiten dabei zusammen und sorgen für unser inneres Gleichgewicht: das sympathische und das parasympathische Nervensystem. Die Balance zwischen diesen beiden Systemen ist beispielsweise wichtig für die Kontrolle von „Kampf-oder-Flucht"-Reaktionen.

KAMPF ODER FLUCHT? Die sogenannte Fight-or-flight-Reaktion ist die typische Reaktion auf Stresssituationen, wie sie unser Körper in Urzeiten gelernt hat. Wenn der Urmensch auf eine Gefahr traf, hatte er zwei Möglichkeiten: Er konnte fliehen oder kämpfen, für beide Reaktionsweisen musste der Körper entsprechend aktiviert werden. Noch heute reagieren wir auf dieselbe Weise auf Stress, und bisweilen hält der Dauerstress der modernen Zeiten uns in einer anhaltenden Kampf-oder-Flucht-Haltung.

Was das Gehirn nun mit dem Herzen zu tun hat

Die neuronale Steuerung des Herzens ist ein gutes Beispiel für diese Gehirn-Körper-Interaktion. Das sympathische Nervensystem erhöht die Herzfrequenz und die Kontraktionskraft des Herzmuskels, um den Körper auf stressige oder aktive Situationen vorzubereiten, während das parasympathische Nervensystem, insbesondere durch den Vagusnerv, die Herzfrequenz senkt und den Körper beruhigt. Auch der Blutdruck wird von der Aktivität des sympathischen Systems beeinflusst, indem es Einfluss auf die Verengung der Blutgefäße nimmt. Deshalb steigt in stressigen Situationen auch der Blutdruck, was bei fehlender Entlastung zu dauerhaftem Bluthochdruck führen kann. Es ist unschwer zu erkennen, dass hier eine intensive Wechselbeziehung herrscht und wiederum der Bluthochdruck Einfluss auf das Gehirn nimmt (siehe Seite 43).

DAS ZWEITE GEHIRN: Ein gutes Beispiel für die Verbindung zwischen Hirn und Körper ist der Magen-Darm-Trakt, gesteuert vom enterischen Nervensystem (ENS), oft als „das zweite Gehirn" bezeichnet. Es kommuniziert intensiv mit dem Gehirn und dem ANS. Das ENS reguliert Funktionen wie die Verdauung, die Aufnahme von Nährstoffen und die Bewegung von Nahrung durch den Darm (Peristaltik). Dabei wird zunehmend anerkannt, dass das ENS auch eine Rolle bei der emotionalen und kognitiven Verarbeitung spielt.

Auch die Interaktion zwischen dem Nervensystem und dem Immunsystem ist Teil eines komplexen Netzwerks, das als neuroimmunologische Achse bekannt ist. Neuronen und Immunzellen kommunizieren über chemische Botenstoffe wie Neurotransmitter, Zytokine und Hormone. Stress und andere psychologische Zustände können über das Nervensystem das Immunsystem beeinflussen. Beispielsweise kann chronischer Stress die Freisetzung von Cortisol und anderen Stresshormonen erhöhen, was wiederum die Funktion von Immunzellen verändert.

Das endokrine System, das aus Drüsen besteht, die Hormone in den Blutkreislauf abgeben, steht ebenfalls in enger Wechselwirkung mit neuronalen Prozessen. Eine der wichtigsten Schnittstellen zwischen diesen beiden Systemen ist die Hypothalamus-Hypophysen-Achse (HPA-Achse). Der Hypothalamus im Gehirn steuert die Freisetzung von Hormonen aus der Hypophyse, die wiederum andere endokrine Drüsen wie die Nebennieren, Schilddrüse und Keimdrüsen reguliert. Diese HPA-Achse spielt beispielsweise eine zentrale Rolle bei der Stressreaktion. Wenn das Gehirn auf eine Bedrohung reagiert, aktiviert es den Hypothalamus, der die Hypophyse hormonell aktiviert. Die Hypophyse wiederum setzt Hormone frei, die die Nebennieren dazu veranlassen, Cortisol zu produzieren. Darüber hinaus sind Hormone wie das Oxytocin wichtig für die Regulation des Schlaf-Wach-Rhythmus und wirken direkt auf den Hippocampus als zentrales Organ für Gedächtnis und die Regulation motivationaler Aspekte der Neuheitsverarbeitung und der Exploration neuer Umgebungen. So sind das Gehirn und andere Organe in einer ständigen Wechselwirkung, die unsere Stimmung, Motivation, Wachheit und kognitive Energie reguliert.

Ein gesunder Geist in jedem Körper

Das alte Sprichwort vom „Mens sana in corpore sano" wurde bereits erwähnt und es ist bei Weiten nicht so banal, wie es vielleicht bisweilen klingt. Sie können verschiedene Dinge für Ihren Körper tun, die sich auch positiv auf Ihre Gehirnleistung auswirken. So lässt sich über Ihre Ernährung bereits eine Menge steuern. So wie sämtliche Drogen von Alkohol und Nikotin bis hin zu härteren Stoffen nachweislich negative Auswirkungen auf die Gehirnleistung haben und langfristig zu veritablen Hirnschädigungen führen, so gibt es auf der anderen Seite auch Ernährungsweisen, die der Denk- und Gedächtnisleistung auf die Sprünge helfen. Bisweilen spricht man sogar von „Brainfood", wenn es um Lebensmittel geht, die kognitive Prozesse unterstützen (siehe ab Seite 159). Grundsätzlich gilt dabei: Jede Ernährungsweise, die den Körper gesund erhält, hat letztlich auch positive Auswirkungen aufs Gehirn. Wir sehen das übrigens bereits vor der Geburt: Die Ernährung der Mutter hat wesentlichen Einfluss auf die Entwicklung der Hirnstrukturen beim Ungeborenen. Mangelernährung während der Schwangerschaft sowie Drogenkonsum können zu nachhaltigen Hirnschädigungen beim Kind führen. In Ihrer täglichen Ernährung lohnt es sich etwa, vor allem auf eine gute Versorgung mit Vitaminen und Spurenelementen zu achten. Auch mehrfach ungesättigte Fettsäuren wirken sich gut auf die Versorgung Ihrer Kommandozentrale aus. Sie fördern nicht zuletzt die Signalübertragung zwischen den Neuronen, haben also einen nachhaltigen Effekt auf unsere neuronalen Netzwerke. Für den steten Energiebedarf des Gehirns ist es wichtig, den Blutzuckerspiegel auf einem konstanten Niveau zu halten, da ansonsten die Konzentrationsfähigkeit sinkt. Sie werden daher vor allem im nachfolgenden Kapitel immer wieder Hinweise von mir für einen gehirnfreundlichen Speiseplan erhalten.

Doch nicht nur die Ernährung spielt eine große Rolle, auch Bewegung ist ein Faktor, der unmittelbaren Einfluss auf die Funktionalität Ihres Gehirns hat. So haben beispielsweise Untersuchungen des Deutschen Zentrums für Neurodegenerative Erkrankungen ergeben, dass bereits leichtere körperliche Aktivitäten die Hirnleistung erhalten und steigern können. Auch die Entstehung von Erkrankungen des Gehirns kann auf diese Weise verhindert oder verzögert werden (mehr dazu siehe ab Seite 137). Körperliche Bewegung lässt dabei verschiedene Hirnbereiche wachsen, besonders Regionen, die einen großen Sauerstoffbedarf aufweisen, profitieren davon. In der sogenannten Rheinland-Studie erwies sich, dass Probanden, die sich mehr bewegten als andere, Vorteile in Bezug auf das Volumen verschiedener Gehirnregionen oder in Bezug auf die Dicke des Kortex aufwiesen. Sie waren so besser geschützt vor neurodegenerativen Veränderungen des Gehirns als Menschen, die sich wenig bewegten. Eine gute Nachricht, die sich aus der gleichen Studie ableiten ließ, war, dass bereits leichte körperliche Aktivität zu einer messbaren Verbesserung der Hirngesundheit führte. Sie müssen also nicht zum Leistungssportler werden, um Ihrem Gehirn über Bewegung etwas Gutes zu tun.

Wie der Titel des Buches bereits sagt, sollen Ihnen die hier gemachten Ausführungen helfen, bis ins hohe Alter nicht nur geistig fit zu bleiben, sondern am besten noch fitter zu werden. Daher beschäftigen sich die folgenden Kapitel vor allem damit, was Sie selbst machen können, um Ihrem Gehirn etwas Gutes zu tun. Hier bereits angerissene Themen wie Ernährung und Bewegung werden noch einmal intensiver aufgegriffen, aber es wird auch um Denksport, Formen des Soziallebens und Themen wie Bluthochdruck gehen. Am Ende der Lektüre werden Sie einerseits ein besseres Verständnis der Zusammenhänge zwischen Körper und Gehirn haben und andererseits verschiedene Ansatzpunkte kennen, mit denen Sie diese Zusammenhänge in Ihrem Sinne beeinflussen können.

EIN GESUNDER GEIST IN JEDEM KÖRPER

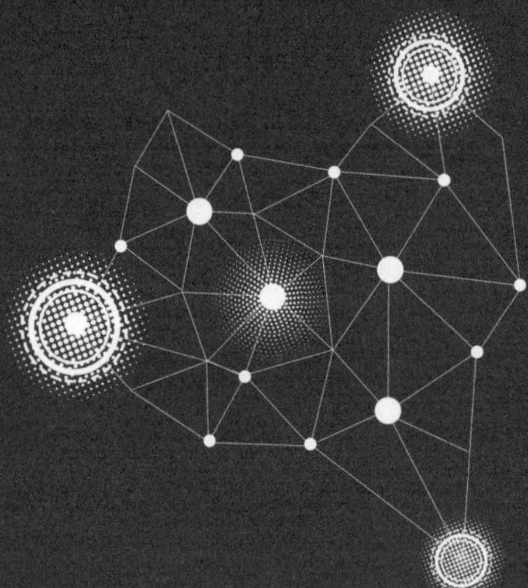

Unser Geist ist vieles in einem: der Sitz unserer Identität und der Ort unseres Bewusstseins. Damit er das möglichst lange und bis ins hohe Alter sein kann, braucht er jedoch die Hilfe des Körpers.

Die Körper-Gehirn-Fitness-Achse

Wenn es uns körperlich nicht gut geht, sind die Bedingungen für unser Gehirn nicht optimal. Es lohnt sich, diesen Zusammenhang ernst zu nehmen.

Der menschliche Geist spielt für unsere Gesundheit eine besondere Rolle, denn er gilt nicht zuletzt auch als Sitz unseres Bewusstseins und unserer Wahrnehmung, und ist damit zentraler Bestandteil unserer Identität. In vielen Kulturen wird die geistige Gesundheit nicht ausschließlich als biologisch-medizinisches Phänomen betrachtet, sondern ist außerdem auch tief mit Philosophie, Religion, Gesellschaft und Ethik verwoben. Das führt dazu, dass geistige Gesundheit zudem auch mit menschlicher Würde und der Seele im spirituellen Sinn gleichgesetzt wird. Erkrankungen wie Depressionen oder Demenz erscheinen in diesen Kulturen als eine Art spirituelle Prüfung, die überwunden werden muss, indem der Geist gestärkt wird. In westlichen Gesellschaften ist die Fixierung auf diese spirituelle Ebene oft nicht so stark, hier haben wir eher die Vorstellung, dass Wissen und mentale Fitness vor allem eine Frage der Willensstärke sind. Lebenslanges Lernen und mentale Ertüchtigung begreifen wir als wichtige Kriterien für gesellschaftlichen Erfolg und Karriere, wir müssen uns „einfach nur" Mühe geben und den Willen haben, besser gebildet und informiert zu sein und uns mehr Allgemeinwissen anzueignen.

So ist es nicht verwunderlich, dass das Nachlassen der mentalen Fitness leider häufig noch stigmatisiert wird. Sie gilt oft als „Schwäche des Geistes", als ein Ausdruck fehlender Willensstärke. Wer kognitiv nicht zurechtkommt und im Alltag vergesslich ist, Dinge verlegt, den Überblick verliert, wird oft zurechtgewiesen oder ermahnt. Das Nachlassen kognitiver Fähigkeiten gilt aus dieser Perspektive nicht als eine organische Erkrankung, sondern als eine Art Nachlässigkeit in der geistigen Anstrengung gegenüber den

Herausforderungen des Lebens. Unsere Betrachtungsweise der geistigen Leistungsfähigkeit bedarf vor diesem Hintergrund aber einer grundlegenden Neuorientierung, und diese kann nur daraus resultieren, dass wir uns den Zusammenhang von Körper und Geist vor Augen führen. Wenn wir geistige Leistungsfähigkeit als das Ergebnis einer Organfunktion sehen und deren Nachlassen als eine Folge gestörter Abläufe in diesem Organ, ändert das so einiges im Umgang mit unserem Gehirn. Denn daraus folgt ein besseres Verständnis dessen, welche Möglichkeiten wir selbst haben, die Leistung unseres Gehirns positiv zu beeinflussen und längere geistige Fitness zu erlangen, aber auch, welche Grenzen uns damit gesetzt sind.

Das sehr bekannte und auch von mir bereits in Kapitel 1 verwendete Sprichwort „Ein gesunder Geist in einem gesunden Körper" mag in diesem Zusammenhang irritieren. Es ist aber keine unabänderliche Maxime und tatsächlich nur bedingt hilfreich, wenn es nun im Folgenden um die Wechselbeziehungen zwischen unserem Körper und Geist gehen wird. Denn körperliche Erkrankungen sind allzu oft Schicksalsschläge, die sich unserer Kontrolle entziehen. Aber es soll natürlich auch trotz körperlicher Erkrankungen möglich sein, die geistige Leistungsfähigkeit zu steigern!

GANZ BESONDERE LEISTUNGEN: Viele außergewöhnliche Menschen zeigen, dass es möglich ist, trotz einer körperlichen Einschränkung, kognitiv Herausragendes zu leisten: Steven Hawking, der weltberühmte Astrophysiker aus Cambridge, der einen sehr langen Kampf gegen seine ALS-Erkrankung (Amyotrophe Lateralsklerose) führte, ist hier sicher ein fantastisches Vorbild. Er gilt noch heute als ein Popstar der Physikwelt und wusste wie kaum ein anderer seine hochkomplizierte Wissenschaft einem breiten Publikum zu vermitteln.

Die Zusammenhänge, über die ich hier nun berichten werde, beziehen sich konkret darauf, wie körperliche Funktionen die geistige Leistungsfähigkeit beeinflussen können. Die Erkenntnisse und Vorschläge, die sich daraus ableiten lassen, sollen aber eben auch helfen, die geistige Leistungsfähigkeit zu unterstützen, wenn der Körper nicht vollumfänglich gesund ist. Es geht also nicht einzig darum, wie „Ein gesunder Geist in einem gesunden Körper" funktioniert, sondern darum, dass „Ein gesunder Geist in jedem Körper" möglich sein kann.

Ein Organ wie jedes andere

Wir haben bereits das Gedächtnis etwas genauer betrachtet und gesehen, dass es in bestimmten Hirnregionen verankert ist und über spezialisierte Schaltkreise und Mechanismen verfügt (siehe ab Seite 17). Es ist mit dieser Funktionsweise nicht mehr und nicht weniger als ein „Gedächtnis-Organ", genauso, wie Ihr Herz, Ihre Nieren und Ihre Leber auch Organe sind. Wie jedes andere Organ, kann auch das Gedächtnis erkranken. Beim Herzen ist die häufigste Erkrankung beispielsweise die koronare Herzkrankheit, eine Verkalkung der Herzkranzgefäße, der Lunge kann ein Asthma schwer zu schaffen machen, und bei der Leber kann eine Fettleber zur gefürchteten Leberzirrhose führen. Beim Gehirn stehen eine gestörte Durchblutung und die Alzheimer-Krankheit ganz oben auf der Liste (siehe Seite 64). Der Unterschied zu vielen anderen Erkrankungen liegt in der besonderen Rolle, die unser Gehirn in unserer Wahrnehmung einnimmt. Eine Erkrankung des Gehirns geht immer einher mit der immensen Angst vor dem Verlust der eigenen Identität.

Um zu verstehen, wie wir unser Gedächtnisorgan schützen können, hilft es, uns einen Überblick zu verschaffen, welche Erkrankungen und andere Einflüsse unser Gehirn und damit auch unser Gedächtnisorgan schädigen können. Beides ist wichtig, denn neben Erkrankungen, etwa mit genetischer Ursache, die wir schwer beeinflussen können, schädigen wir unser Geistesorgan auch immer wieder selbst, sei es durch den Gebrauch von Drogen, durch eine falsche Ernährung oder durch einen ungesunden Lebensstil mit wenig Schlaf und Bewegung. Unser Leben geht leider nicht spurlos an der ausgefeilten biologischen Maschinerie unseres Geistes vorbei. Die Belastung von Körper und Geist und die biologischen Grenzen des Alterns beeinträchtigen auch die Netzwerke unserer Kognition. Das ist die schlechte Nachricht. Die gute Nachricht ist, dass wir innerhalb der Grenzen unserer biologischen Lebenserwartung durchaus beeinflussen können, wie sehr diese Netzwerke strapaziert werden und wie sie geschützt werden können. Die altersbedingten Veränderungen im Gehirn und im Körper, die hier eine besondere Rolle spielen, wie die Vorläuferstadien neurodegenerativer Erkrankungen (wie Alzheimer oder vaskuläre Demenz), metabolische Erkrankungen (wie Übergewicht, Bluthochdruck), Schlafstörungen oder mentale Erkrankungen wie Depressionen, sind Erkrankungen, die mit Veränderungen in unserem Lebensstil und mit einer guten Prävention oder Therapie maßgeblich reduziert werden können.

Ein Fingerzeig in die richtige Richtung

Um herauszufinden, wie wir mit unserem Alltagsverhalten unsere geistige Fitness beeinflussen, wird in den Industrieländern ausführlich Lebensstilforschung betrieben. Die relevanteste Studie hierzu ist die „Finnish Geriatric Intervention Study to Prevent Cognitive Impairment and Disability", kurz FINGER-Studie. In Finnland initiiert, erstreckt sie sich mittlerweile auf die ganze Welt. Da es eine sehr wichtige Studie ist, möchte ich etwas umfangreicher auf sie eingehen, denn wir können viel aus den bisherigen Erkenntnissen für unsere persönliche Gesundheitsvorsorge lernen.

Die FINGER-Studie begann im Jahr 2009 und untersuchte über 1 200 ältere Menschen zwischen 60 und 77 Jahren, die aber noch keine Demenz entwickelt hatten. Das Hauptziel der Studie war es, herauszufinden, ob eine Kombination aus Lebensstilveränderungen das Risiko für kognitive Beeinträchtigungen senken kann. Um dies zu testen, wurden die Teilnehmer in zwei Gruppen eingeteilt. Zum einen in eine Interventionsgruppe: Diese Gruppe erhielt ein umfassendes Programm zur Förderung der Gehirngesundheit, das mehrere Lebensstilfaktoren kombinierte. Zum anderen wurde eine Kontrollgruppe gebildet, bei der die Teilnehmer lediglich allgemeine Gesundheitsinformationen erhielten, jedoch keine gezielte Intervention. Mit einem sogenannten multimodalen Ansatz, der verschiedene Maßnahmen zur Förderung der kognitiven Gesundheit kombinierte, schaute man sich verschiedene Bereiche an.

1 **ERNÄHRUNG:** Für eine gesunde Ernährung wurden die Teilnehmer angehalten, sich nach einer modifizierten nordischen Ernährung zu richten, die sich an der Mittelmeerdiät orientierte. Diese beinhaltete viel Gemüse und Obst, Vollkornprodukte statt Weißmehlprodukte, gesunde Fette (zum Beispiel von Oliven, Nüssen, Fisch), wenig Zucker und wenig verarbeitete Lebensmittel sowie mäßigen Konsum von Milchprodukten und rotem Fleisch. Eine solche Ernährung liefert wichtige Antioxidantien, Omega-3-Fettsäuren und Vitamine, die die Gehirnfunktion unterstützen und Entzündungen im Körper reduzieren können.

2 **BEWEGUNG:** Die Teilnehmer der Interventionsgruppe absolvierten für ihre körperliche Aktivität ein individuelles Sportprogramm mit Ausdauertraining (Gehen, Joggen, Radfahren) zur Verbesserung der Durchblutung des Gehirns, Krafttraining zur Stärkung des gesamten Körpers sowie Koordinationsübungen zur Förderung der Balance und Beweglichkeit.

3 **GEHIRNTRAINING:** Beim kognitiven Training machten die Teilnehmer regelmäßig mentale Übungen, um ihre Denkleistung, Aufmerksamkeit und Gedächtnisfunktion zu trainieren. Dazu gehörten computergestützte Denkaufgaben, Logik- und Konzentrationsübungen oder gezielte soziale Aktivitäten, die geistige Herausforderung bieten (zum Beispiel Diskussionen, Lesen, Musizieren).

4 **SOZIALLEBEN:** Die soziale Isolation ist ein bekannter Risikofaktor für kognitive Einbußen (siehe Seite 61). Die Teilnehmer der Interventionsgruppe wurden motiviert, sich regelmäßig mit anderen Menschen auszutauschen, an Gemeinschaftsaktivitäten teilzunehmen und sich sozial zu engagieren.

5 **VORSORGE:** Da Bluthochdruck, Diabetes und Übergewicht das Demenzrisiko erhöhen, wurden die Teilnehmer medizinisch betreut, um diese Risikofaktoren zu kontrollieren. Ebenso Teil des Programms war die Kontrolle von Risikofaktoren für Herz-Kreislauf-Erkrankungen.

VIELFÄLTIGE UNTERSTÜTZUNG DER KOGNITION: Die folgenden Ergebnisse machen die FINGER-Studie zur ersten großen Untersuchung, die zeigte, dass eine Kombination aus gesunder Ernährung, Bewegung, geistigem Training und sozialer Aktivität kognitive Einbußen effektiv verlangsamen kann. Vorherige Studien hatten sich meist nur auf einzelne Maßnahmen konzentriert, aber diese Studie zeigt, dass gerade die Kombination mehrerer Faktoren wirksam sein kann.

Nach zwei Jahren zeigte sich ein klarer Unterschied zwischen den beiden Gruppen. Die Teilnehmer der Interventionsgruppe hatten eine um 25 Prozent bessere kognitive Leistung im Vergleich zur Kontrollgruppe. Sie hatten über die Zeit nicht nur weniger an kognitiver Leistung verloren, sondern viele der Teilnehmer hatten sogar etwas dazugewonnen. Besonders ausgeprägt war der Effekt bei der sogenannten Exekutivfunktion (die für Planung, Problemlösung und

Konzentration verantwortlich ist) und der Gedächtnisleistung. Darüber hinaus hatten die Maßnahmen auch positive Auswirkungen auf die körperliche Gesundheit, die Stimmung und die allgemeine Lebensqualität. Wichtig war zudem, dass der Lebensstil tatsächlich langfristig geändert wurde, da die Teilnehmer auch nach Abschluss der Studie motiviert blieben, gesünder zu leben. Der Erfolg der Studie hat zur Gründung der World-Wide-FINGERS-Initiative geführt, bei der ähnliche Studien in anderen Ländern durchgeführt werden, um die Ergebnisse zu bestätigen und weltweit anwendbar zu machen. Diese Maßnahmen sind übrigens nicht nur für ältere Menschen sinnvoll, sondern können bereits im mittleren Lebensalter das Risiko für Demenz senken. Es gilt, wenn Sie Ihren Geist fit halten wollen, den Lebensstil auf verschiedenen Ebenen zu verändern. Da das Gehirn eben ein Organ in einem eng vernetzten Organsystem, Ihrem Körper, ist, geht es nun vor allem auch darum, dass Ihr Körper gesund wird oder bleibt.

Das selbstreinigende Gehirn: Was schadet, wird entsorgt

Unser Gehirn hat die Eigenschaft, bei sich selbst aufräumen zu können. Und wir können es dabei unterstützen.

Haben Sie sich schon einmal gefragt, wie das Gehirn versorgt wird und wie die Abfälle der Nervenzellen entsorgt werden? Tatsächlich sind diese Fragen so grundlegend, dass sie mit vielen Hirnerkrankungen im Zusammenhang stehen und von vielen Organen beeinflusst werden, insbesondere vom Herzen und von unseren Gefäßen. Die Blutgefäße im Gehirn transportieren das Blut durchs gesamte Organ. Auf diese Weise werden Sauerstoff und die wichtigen Nährstoffe an die Gehirnzellen geliefert, während gleichzeitig Abfallprodukte entsorgt werden. So bleibt das Gehirn gesund und leistungsfähig. Schon eine kurze Unterbrechung der Blutversorgung des Gehirns für nur eine Minute kann dafür sorgen, dass etwa eine Million Nervenzellen, 14 Milliarden Verbindungen zwischen den Zellen (Synapsen) und zwölf Kilometer von schützenden Nervenfasern verloren gehen. Wenn die Blutgefäße nicht richtig funktionieren, kann das dann unter anderem zu Gedächtnisproblemen und weiteren kognitiven Einbußen bis hin zu einer Demenz führen.

Die Durchblutung des Gehirns ist der Mechanismus, mit dem Energie in das Gehirn transportiert wird. Sauerstoff und Nährstoffe gelangen über den Blutfluss bis in die kleinsten Blutgefäße, die Kapillaren. Diese Kapillaren bestehen aus einer speziellen Membran, die von einer einzigen, eng verbundenen Zellschicht, dem sogenannten Endothel, umgeben wird. Die Endothelzellen werden wiederum von den Stützzellen des Gehirns (Astrozyten) in ihrer Funktion unterstützt. Gemeinsam bilden sie die Blut-Hirn-Schranke (medizinisch abgekürzt BBB, von Blood Brain Barrier), eine Schutzbarriere zwischen dem Blutkreislauf und dem Gehirnsystem. Diese spezielle Struktur sorgt dafür, dass nur ganz bestimmte Stoffe in das Gehirn gelangen, während schädliche Substanzen und Krankheitserreger draußen gehalten werden.

SCHÄDEN NEHMEN IM ALTER LEIDER ZU: Studien bei Menschen haben gezeigt, dass Schäden an der Blut-Hirn-Schranke – insbesondere im Hippocampus, in der Großhirnrinde und darüber hinaus auch im gesamten Gehirn – im Alter zunehmen. Diese Schäden stehen in Zusammenhang mit der kognitiven Leistungsfähigkeit sowie mit Erkrankungen wie der zerebralen Mikroangiopathie (cerebral small vessel disease, CSVD) und Alzheimer.

Das Lymphsystem im Körper transportiert und entsorgt die gelösten Stoffe, Proteine und Flüssigkeiten aus dem Zwischenzellraum zurück in den Blutkreislauf. Dieses Netzwerk erstreckt sich über den gesamten Körper – mit Ausnahme des zentralen Nervensystems. Trotz seines hohen Energiebedarfs besitzt das Gehirn keine eigenen Lymphgefäße. Stattdessen gibt es zunehmend Hinweise darauf, dass das Gehirn auf ein komplexes Netzwerk von Räumen um die Blutgefäße herum angewiesen ist, das als glymphatisches System bezeichnet wird. Diese sogenannten perivaskulären Räume (PVS),

11 TIPPS FÜR BESSEREN SCHLAF

Guter oder schlechter Schlaf ist kein Schicksal, sondern kann beeinflusst werden. Diese Tipps helfen Ihnen dabei.

1 LIEBER FRÜHER ALS ZU SPÄT. Egal, ob Sie Eule oder Lerche sind, versuchen Sie, vor 23.30 Uhr ins Bett zu gehen. Bei einem früheren Schlafbeginn, werden Sie mehr Tiefschlaf haben und der Reinigungsprozess in Ihrem Gehirn kann in Schwung kommen. Übrigens haben Studien gezeigt, dass das glymphatische System in der Seitenlage am besten funktioniert.

2 DAS ZAUBERWORT IST SCHLAFHYGIENE. Viele von Ihnen denken jetzt vielleicht: Weiß ich alles schon! Aber halten Sie sich auch daran? Sie wissen jetzt bereits, dass Sie lieber früher als zu spät ins Bett gehen sollten. Aber zur Schlafhygiene, die die Schlafqualität verbessern soll, gehört auch das Schlafumfeld, das vor allem ruhig, kühl und möglichst dunkel sein sollte. Versuchen Sie, keine elektronischen Geräte in Ihrem Schlafzimmer zu haben – selbst das dezente Licht des Weckers kann stören. Apropos elektronische Geräte: Die sind in Ihrem Bett tabu, am besten schalten Sie sie eine Stunde bevor Sie ins Bett gehen ganz aus.

3 RITUALE HELFEN. Früher zu Bett gehen wird nun ein Ritual für Sie. Auch andere Routinen helfen Ihrem Körper, vom Tag- in den Nachtrhythmus zu schalten. An erster Stelle steht die Regelmäßigkeit. Versuchen Sie, immer zur annähernd gleichen Zeit ins Bett zu gehen. Nehmen Sie ein entspannendes Bad, machen Sie eine kleine meditative Übung oder lesen Sie ein Buch. So kommen Sie innerlich zur Ruhe und Ihr Körper weiß nun, dass sich die Schlafenszeit nähert. Nachrichten und Social Media sollten Sie möglichst ganz vermeiden, die bringen oft zusätzlichen Stress.

4 SPORT AM ABEND? Sport und Bewegung sollte immer auf Ihrem Tagesprogramm stehen, sie sind Teil einer ganzheitlichen Gesundheitsvorsorge. Sport ist auch am Abend möglich. Nur nicht zu intensiv und zu spät sollte er sein. Versuchen Sie, Ihre letztes Work-outs drei bis vier Stunden vor dem Schlafen zu absolvieren. Denn es dauert etwa eine Stunde, bis sich der Kreislauf beruhigt und sich die nötige Bettschwere einstellt.

5 KEINEN ALKOHOL ALS EINSCHLAFHILFE. Was sich verlockend anhört, ist leider kontraproduktiv. Zwar macht Alkohol Sie träge und müde und kann beim Einschlafen helfen, doch stört er anschließend erheblich den Tiefschlaf und verringert so die Hirnreinigung. Das passiert auch, wenn Sie zu viel und zu spät Koffein mit einem Kaffee oder Espresso zu sich nehmen. Beachten Sie auch, dass die beliebten Energydrinks hoch dosiert sind. Bereits eine Halbliterdose von manchen Energydrinks überschreitet die empfohlene tägliche Maximaldosis an Koffein.

6 RAUCHSTOPP HILFT. Regelmäßiges Rauchen kann den Schlaf nachhaltig stören, da der Schlaf eine rauchfreie Zeit ist und es in dieser Zeit zu Entzugserscheinungen kommt. Raucher, die es geschafft haben, der Sucht zu entsagen und mit dem Rauchen ganz aufzuhören, schlafen abends schneller und leichter ein und wachen nachts seltener auf. Das ist sicher ein längeres Projekt, aber ein Rauchstopp hilft nicht nur beim Durchschlafen, auch Ihr Herz profitiert gesundheitlich enorm davon.

7 TRINKEN NICHT VERGESSEN. Die gesundheitlichen Vorteile von ausreichend Flüssigkeit sind Ihnen sicher gut bekannt. Wasser (und das in seiner reinen Form als Leitungswasser, Mineralwasser, Tafelwasser) dient nicht nur als Durstlöscher, sondern es ist ein wichtiger Bestandteil bei Stoffwechselvorgängen sowie biochemischen Reaktionen und hilft bei der Regulation der Körpertemperatur. Auch im Schlaf verliert der Körper Flüssigkeit; hat man am Tag nicht genug getrunken, kann das zu Durstgefühl und nächtlichem Aufwachen führen. Genügend Wasser hilft aber auch dem wichtigen Liquorfluss im Gehirn. Aber es gilt, nicht direkt vor dem Schlafen zu viel trinken, um wiederum Aufwachen in der Nacht wegen eines hohen Harndrangs zu vermeiden.

8 ESSEN AM ABEND LIEGT SCHWER IM MAGEN. Sie sollten stark fett- und zuckerhaltige Speisen in den Stunden vor dem Schlafengehen vermeiden. Die Verdauung läuft dann auf Hochtouren, der ganze Körper arbeitet an Dingen, an denen er während der Nacht besser nicht arbeiten sollte, und lässt Sie damit wesentlich schlechter ein- und durchschlafen.

9 PROTEINE SATT. Achten Sie auf eiweißreiche Ernährung mit der Aminosäure Tryptophan, den Nährstoffen Magnesium, Zink, Vitamin B_6, Folsäure und Vitamin C, denn sie werden für die Produktion von Serotonin benötigt, aus dem das Melatonin gebildet wird. Ein hoher Serotoninspiegel ist aber auch sonst wünschenswert. Denn das Hormon vermittelt das Gefühl der inneren Ruhe, Gelassenheit und Zufriedenheit.

10 KEIN STRESS VOR DEM SCHLAFEN. Stresshormone wie Cortisol blockieren den Tiefschlaf und hemmen das wichtige glymphatische System. Daher kann eine gute Abendroutine mit verschiedenen Entspannungstechniken helfen, das Stressgefühl herunterzufahren. Vielleicht liegen Ihnen Meditation oder Übungen zur Achtsamkeit (siehe Seite 134), sanftes Stretching oder Yoga vor dem Schlafen? Oder probieren Sie eine kleine Atemübung aus: Bewährt hat sich die 4-7-8-Technik. Dabei atmen Sie vier Sekunden tief ein, dann folgen sieben Sekunden, in denen Sie den Atem anhalten, danach langsam acht Sekunden ausatmen. Diese Technik muss man etwas üben, bis sie gelingt. Zu Beginn können die Intervalle auch kürzer sein, mit etwas Übung werden Sie diese dann verlängern können.

11 KREISENDE GEDANKEN ABSCHALTEN. Kennen Sie das? Sie gehen anscheinend ausreichend müde ins Bett, freuen sich nach einem anstrengenden Tag aufs Einschlafen und dann springt es an, das Gedankenkarussell. Die Auseinandersetzung mit der Chefin, der nicht erledigte Einkauf, die To-dos für den nächsten Tag usw. Wenn es Ihnen abends oder auch beim Aufwachen in der Nacht schwerfällt, die Gedanken zur Ruhe zu bringen, probieren Sie auch hier eine Atemmeditation. Psychologen empfehlen auch, alle Probleme und noch zu erledigenden Dinge aufzuschreiben, bevor man ins Bett geht. Damit können kreisende Gedanken um die To-dos erst einmal aus dem Kopf verbannt werden. Vergessen Sie aber nicht, auch die guten Erlebnisse des Tages aufzuschreiben!

auch Virchow-Robin-Räume genannt, umgeben kleine, ins Gehirn eindringende Blutgefäße. Sie dienen als Kanäle für den Flüssigkeitstransport und helfen dabei, Stoffwechselabfälle zu entfernen und das als Homöostase bezeichnete Gleichgewicht im Gehirn aufrechtzuerhalten. Auf MRT-Bildern sehen wir die perivaskulären Räume (PVS) oft als runde, ovale oder röhrenförmige Strukturen. Das Wissen um diese Strukturen gewinnt in der Forschung und klinischen Versorgung stetig an Bedeutung. Denn vergrößerte PVS sind Ausdruck eines sogenannten Lymphstaus im Gehirn. Sie stehen in Zusammenhang mit Alterung, Gefäßkrankheiten und Entzündungen und könnten ein Hinweis auf eine gestörte Gehirnfunktion sein. Forscher vermuten, dass Veränderungen in diesen Räumen auf eine beeinträchtigte Fähigkeit des Gehirns zur Abfallbeseitigung hinweisen.

Wie sich das Gehirn im Schlaf selbst reinigt

Unser Gehirn genießt den Luxus, dass es die Abfallentsorgung automatisiert im Schlaf erledigen kann. Das dafür zuständige glymphatische System ist tagsüber kaum aktiv, kommt dann jedoch während des Tiefschlafs richtig in Fahrt und steigert seine Aktivität um das Zehnfache. Im Schlaf erweitern sich die perivaskulären Räume um bis zu 60 Prozent, wodurch die Flüssigkeit besser fließen kann. Dadurch strömt mehr Gehirnflüssigkeit durch das Gehirn und wäscht toxische Abfälle weg. Studien zeigen, dass während des Schlafs bis zu doppelt so viel Amyloid-Protein aus dem Gehirn entfernt wird wie im Wachzustand. (Ich komme später noch darauf zurück, welche entscheidende Rolle diese Proteine für unsere Gehirngesundheit spielen, siehe Seite 64.) Während wir wach sind, blockiert ein hoher Noradrenalin-Spiegel die Aktivität des glymphatischen Systems. Dieser sinkt im Schlaf und aktiviert die Reinigung. Der sogenannte Tiefschlaf ist besonders wichtig für das glymphatische System, denn während dieser Phase wird am meisten Amyloid entfernt. Der REM-Schlaf, in dem wir überwiegend träumen, dagegen trägt weniger zur Reinigung bei, ist aber wichtig für die Verarbeitung und Festigung von Erlebnissen im Gehirn.

Es soll Menschen geben, die besonders stolz auf ihre kurzen Schlafenszeiten sind. Ihr Gehirn findet das allerdings mit Sicherheit nicht gut, denn Schlafmangel führt dazu, dass sich dort toxische Proteine ansammeln – ein Risikofaktor für Alzheimer. Schlaf spielt also eine wichtige Rolle für die Vermeidung und Bekämpfung von Alzheimer. Tatsächlich konnte nachgewiesen werden, dass Menschen mit Schlafstörungen (zum Beispiel Schlafapnoe oder Insomnie) häufig höhere Amyloid-Werte haben. Langzeitstudien zeigen zudem, dass schlechter Schlaf das Risiko für Alzheimer um bis zu 50 Prozent erhöhen kann.

Stellen Sie sich Ihren Schlaf vor, als wenn ein Computer eine Bereinigung der Festplatte durchführt und dabei alle unnötigen Daten löscht und entsorgt werden. Das Gleiche gilt für Ihr Gehirn. Würden nämlich alle Stoffe, die sich im Laufe des Tages ansammeln, dort verbleiben, wäre die Leistungsfähigkeit Ihres Denkorgans immer stärker eingeschränkt, das Gehirn würde sozusagen unter „Verstopfung" leiden. Zudem entstehen beim Lernen über den Tag viele neue synaptische Verbindungen im Gehirn, die die Verarbeitung des Gelernten jedoch langfristig behindern können. Daher wird ein Teil dieser Verbindungen in der Nacht wieder gelöscht. Schlaf ermöglicht dem Gehirn, genau diese Reinigungs- und Aufräumarbeiten am System vorzunehmen, sodass es am nächsten Tag wieder störungsfrei zur Verfügung steht. In einer Studie, die mit Mäusen durchgeführt wurde, zeigte sich, dass die Zwischenräume zwischen den Nervenzellen des Gehirns im Schlaf größer waren als über Tag, sodass mehr Platz da war, um über die Gehirnflüssigkeit Abfälle zu entsorgen, und zwar schnell und effektiv. Die Entsorgung der Schadstoffe in der Nacht geht tatsächlich etwa doppelt so schnell vonstatten wie am Tag.

Unschwer ist zu erkennen, wie wichtig guter Schlaf für Ihre Gehirngesundheit ist. Oft ist das einfacher gesagt als getan, gerade wenn Sie mit Schlafstörungen zu kämpfen haben. Ich möchte Ihnen damit allerdings keine Sorgen bereiten und für noch mehr „Einschlafstress" sorgen. Diese Zusammenhänge zu kennen, ist für die Hirngesundheit zwar wichtig. Aber Sie bekommen auch nicht gleich Alzheimer, wenn es Phasen gibt, in denen Sie mal weniger gut schlafen können. Es geht darum, das Thema anzugehen, wenn Sie über einen längeren Zeitraum mit Schlafstörungen zu tun haben. Nehmen Sie sich einige der Tipps auf den Seiten 38 und 39 zu Herzen, vielleicht kann das eine oder andere helfen. Kritischer wird es, wenn Ihre Schwierigkeiten länger als drei Monate am Stück anhalten und Sie an starker Tagesmüdigkeit leiden. Das sind Signale, dass die Gründe für diese Probleme ärztlich untersucht werden sollten.

Eine starke Herz-Hirn-Achse schützt das Gehirn

Ein starkes und gut pumpendes Herz schützt auch Ihr Gehirn, indem es sich so um eine gute Versorgung des Gehirns kümmert. Damit das optimal funktionieren kann, gibt es in unserem Körper die bereits erwähnte Herz-Hirn-Achse (siehe Seite 26), die beide Bereiche perfekt miteinander verbindet. Immerhin benötigt Ihr Gehirn etwa 20 Prozent des gesamten Blutflusses, obwohl es nur zwei Prozent des Körpergewichts ausmacht. Eine gute Herzgesundheit ist daher entscheidend für die Gehirnfunktion und kann das Risiko nicht nur für Herzinfarkt und Schlaganfall, sondern auch für Demenz und kognitive Beeinträchtigungen senken. Es gilt dabei, dass es nie zu spät ist, Ihr Herz-Kreislauf-System zu stärken.

Doch welche Faktoren machen Herz und Gehirn zu einer Schicksalsgemeinschaft? Da ist zunächst mal der schon beschriebene Blutfluss und die Sauerstoffversorgung. Das Gehirn ist auf eine stabile und ausreichende Durchblutung zwingend angewiesen, denn ein gesunder Blutfluss sorgt für Sauerstoff und Nährstoffe, die für die Nervenzellen und Signalübertragung essenziell sind. Wenn die Durchblutung gestört ist, verlieren wir Gehirnzellen und die Gefahr von zunehmenden kognitiven Einbußen steigt erheblich. Dabei geht es in Sachen Herzschutz vor allem auch darum, die Blutgefäße zu schützen. Ein hoher Blutdruck, hohe Cholesterinwerte oder Diabetes können die Blutgefäße schädigen. Dies führt zu kalkähnlichen Ablagerungen an den Gefäßwänden und Verengungen, sogenannter Atherosklerose, wodurch weniger Blut ins Gehirn gelangt. Im Prinzip ist es ähnlich wie ein Stau auf der Autobahn, der den Verkehrsfluss erheblich einschränkt.

Die Gefahr von Schlaganfällen und Mikroinfarkt genannten Mini-Schlaganfällen tritt vor allem durch verstopfte oder geschädigte Blutgefäße auf. Die häufig unbemerkten Mikroinfarkte schädigen langfristig das Gehirn und steigern das Risiko einer sogenannten vaskulären Misch-Demenz, denn die verminderte Durchblutung sorgt auch für verstärkte Beta-Amyloid-Ablagerungen im Gehirn, die mit Alzheimer in Verbindung stehen (siehe Seite 64). Gleichzeitig wird die Effektivität des glymphatischen Systems reduziert und der Amyloid-Abbau gestört. Wir wissen, dass Menschen mit Bluthochdruck und Herzproblemen oft höhere Ablagerungen dieser schädlichen Proteine haben.

Das Problem Bluthochdruck

Bluthochdruck ist leider immer noch eine häufig unterschätzte Krankheit, die mit vielen körperlichen Problemen in Verbindung steht, so auch mit Beeinträchtigungen unserer geistigen Leistungsfähigkeit. Dabei gehört sie zu den sogenannten Volkskrankheiten, die allein in der Altersgruppe der 45- bis 64-Jährigen nahezu 35 Prozent der deutschen Bevölkerung betrifft. Man schätzt, dass 30 Millionen Deutsche von Bluthochdruck betroffen sind. Diese sogenannte arterielle Hypertonie führt, vermutlich über einen Zeitraum von zehn bis 20 Jahren, zu einer mikrovaskulären Schädigung – einer Schädigung der kleinsten Gefäße, der Endstrecke in der Verbindung von Herz und Hirn. Bei einem Bluthochdruck ist es so, als wäre die Spitze Ihres Gartenschlauchs verstopft und es kommt nur wenig Wasser raus, obwohl der Druck im Schlauch (also in Ihrem Blutkreislaufsystem) sehr hoch ist.

Aktuelle Forschungsergebnisse zeigen, dass die arterielle Hypertonie die Zellschicht (Endothel, siehe Seite 37) innerhalb der Gefäßinnenwand schädigt. Das wiederum kann die Durchlässigkeit der Blut-Hirn-Schranke erhöhen. Während auf der einen Seite nicht genug Blut (inklusive der wichtigen Nährstoffe) im Gewebe ankommt, gelangen auf der anderen Seite zu viele unerwünschte Dinge ins Gehirn. Das sind etwa entzündungsanregende Substanzen, die die sogenannten Gliazellen im Gehirn aktivieren und eine entzündungsfördernde Umgebung um die Nervenzellen herum erzeugen. Die Mikroglia, spezialisierte Immunzellen im zentralen Nervensystem, sind hier besonders relevant: Sie sind die Gewebepolizei und können bei der Abräumung von Amyloid-Ablagerungen helfen. Aber zu viel Aktivität kann dazu führen, dass Mikroglia chemische Substanzen freisetzen, die für starke Entzündungsaktivität sorgen. Darüber hinaus können diese Substanzen Nervenzellen in ihrer Funktion stören.

DEMENZRISIKO VIA BLUTDRUCK SENKEN: Studien zeigen, dass Bluthochdruck bereits im mittleren Erwachsenenalter mit strukturellen Veränderungen im Gehirn verbunden ist. Dazu gehören nicht zuletzt beschleunigte kognitive Einbußen und ein erhöhtes Demenzrisiko. Eine konsequente Blutdrucksenkung jedoch kann das Risiko für Demenz um mehr als 20 Prozent reduzieren. Das heißt für Sie: Werden Sie aktiv!

RUNTER MIT DEM BLUTHOCHDRUCK

Ein optimaler Blutdruck ist Grundlage für die Herz-Hirn-Achse. So kann das Gehirn ideal mit den wichtigen Nährstoffen versorgt werden.

MESSUNG: Die europäische Leitlinie empfiehlt, dass Menschen unter 30 Jahren alle drei Jahre und ab 40 Jahren jährlich den Blutdruck ärztlich abklären lassen sollten. Wissen Sie bereits, dass Sie von Bluthochdruck betroffen sind, sollten Sie täglich Ihren Blutdruck messen und ihn regelmäßig in einer Praxis prüfen lassen.

ERNÄHRUNG: Eine herzgesunde Ernährung bevorzugt frische und unverarbeitete Lebensmittel wie Gemüse, Hülsenfrüchte, Vollkornprodukte, Fisch und Meeresfrüchte. Und versuchen Sie unbedingt, Ihren Salzkonsum auf ein Minimum zu reduzieren.

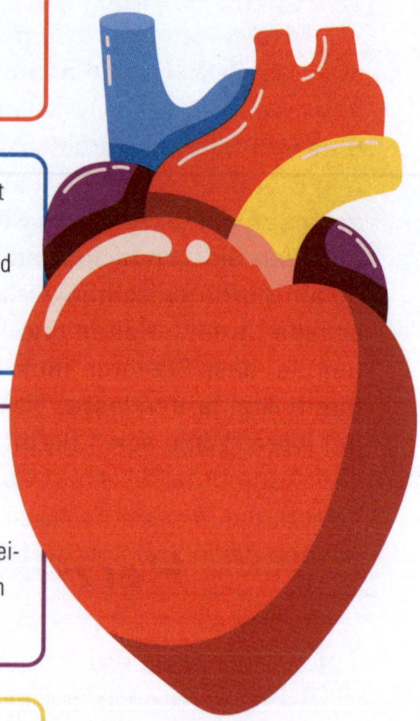

BEWEGUNG: Regelmäßige körperliche Aktivität, vor allem Ausdauersportarten wie zügiges Gehen, Radfahren oder Schwimmen, kann den Blutdruck senken und das Risiko von Herz-Kreislauf-Erkrankungen reduzieren. Aber steigen Sie gerade erst in ein Bewegungsprogramm ein, sollten Sie vor dem Start einen Check-up bei Ihrem Arzt machen.

MEDIKAMENTE: Wenn die Veränderungen in Ihrem Lebensstil nicht helfen, den Blutdruck zu senken, sollten Sie mit Ihrem Arzt besprechen, ob der Einsatz von Medikamenten sinnvoll ist. Wie Sie dauerhaft den Blutdruck senken können, erfahren Sie auch in dem Ratgeber „Schluss mit Bluthochdruck" von der Stiftung Warentest.

Die sogenannte SPRINT-Studie (Systolic Blood Pressure Intervention Trial) aus dem Jahr 2015 gilt als ein Meilenstein der Blutdrucktherapie. Sie hat gezeigt, dass eine intensive Blutdrucksenkung zu einer signifikanten Reduktion von Herz-Kreislauf-Ereignissen und der Sterblichkeit führte. Die anschließende SPRINT-MIND-Studie von 2019 zeigte, dass eine intensivere Blutdrucksenkung auch kognitive Vorteile bringt. Hier ergab sich ein klar reduziertes Risiko für die bereits erwähnte leichte kognitive Beeinträchtigung. Darüber hinaus zeigte sich ein langsameres Fortschreiten von Hirnveränderungen im MRT, darunter eine verringerte Atrophie (Gewebeschwund) und eine verlangsamte Zunahme von Marklagerläsionen. Letzteres sind Zeichen einer zerebralen Mikroangiopathie (Erkrankung der kleinen Blutgefäße).

WIE IST DER IDEALE BLUTDRUCK FÜRS GEHIRN?
Basierend auf diesen Erkenntnissen sollten Patienten bis 65 Jahre, einen systolischen Blutdruck zwischen 120 und 130 mmHg anstreben. Bei Patienten über 65 Jahren sollte ein ähnlicher Wert das Ziel sein, zumindest aber ein Wert von ≤ 140 mmHg. Wie die ersten Schritte dazu aussehen können, können Sie auf der Seite links sehen.

Scheuen Sie sich nicht, ärztlichen Rat anzunehmen: Ein dauerhaft zu hoher Blutdruck schränkt nicht nur die kognitive Leistung ein, er schadet Ihren Gefäßen und bedroht auf lange Frist Ihr Leben. Beachten Sie, dass Sie Ihren Blutdruck auch unbedingt regelmäßig von Ihrem Arzt prüfen lassen sollten. Dieser begleitet Sie auch fachlich auf Ihrem Weg, einen Bluthochdruck zu senken.

Herzfit am Amazonas

Wie der Lebensstil das Herz fit halten kann, zeigte die Beobachtung der Tsimané. Die Tsimané sind ein indigenes Volk, das im bolivianischen Amazonasgebiet lebt. Wissenschaftler haben festgestellt, dass diese Menschen eine außergewöhnlich gute Herz-Kreislauf-Gesundheit haben und nahezu keine Fälle von Herzerkrankungen, Bluthochdruck oder Arteriosklerose aufweisen – selbst im hohen Alter. Die Studien zeigen, dass 80 Prozent der Tsimané-Männer über 75 Jahre keine Anzeichen von Arterienverkalkung zeigen, während in Industrieländern bereits bei 50-Jährigen deutliche Ablagerungen in den Arterien zu sehen sind. Auch ihr durchschnittlicher LDL-Cholesterinspiegel ist nur etwa halb so hoch, während ihr „gutes" HDL-Cholesterin höhere Werte zeigt.

Warum ist das so? Die außergewöhnliche Herzgesundheit der Tsimané wird auf mehrere Faktoren zurückgeführt, die mit ihrem traditionellen Lebensstil und ihrer Ernährung zusammenhängen. Die Tsimané ernähren sich fast ausschließlich von unverarbeiteten, nährstoffreichen Lebensmitteln, die sie aus der Natur beziehen. Etwa 70 Prozent ihrer Kalorien stammen aus pflanzlichen Quellen, insbesondere aus Bananen, Reis, Mais, Maniok und anderen Wurzelgemüsen. Darüber hinaus bestehen 14 Prozent ihrer Ernährung aus Fisch – eine der reichhaltigsten Quellen für Omega-3-Fettsäuren, die Entzündungen hemmen und die Arterien schützen. Der Fleischkonsum (zum Beispiel Wild) macht nur etwa 14 Prozent aus, Zucker und industriell verarbeitete Lebensmittel sind auf dem Speiseplan fast nicht zu finden. Diese Ernährung ist also arm an gesättigten Fettsäuren, Salz und Zucker, was das Risiko für Bluthochdruck, Diabetes und Arterienverkalkung senkt.

Darüber hinaus haben die Tsimané eine ausgesprochen aktive Lebensweise. Männer verbringen durchschnittlich sechs bis sieben Stunden täglich mit körperlicher Arbeit, darunter Jagen, Fischen und Farmarbeit. Frauen sind ebenfalls stark in körperliche Aktivitäten wie das Sammeln von Nahrung und das Kochen eingebunden. Sie gehen durchschnittlich 17 000 Schritte pro Tag, während Menschen in westlichen Ländern oft unter 5 000 Schritten bleiben. Diese Bewegung hält das Herz-Kreislauf-System stark und gesund, senkt den Blutdruck und verbessert die Durchblutung.

Schließlich haben die Tsimané auch geringere Entzündungswerte trotz einer hohen Infektionsrate in ihrer rauen Umgebung. Das heißt, sie haben eine geringe Rate an chronischen Entzündungen, die bei westlichen Gesellschaften oft zu Herzerkrankungen beitragen. Die Tsimané liefern somit ein faszinierendes Beispiel dafür, wie ein naturverbundener Lebensstil das Risiko für Herzerkrankungen praktisch auf null senken kann. Aufgrund der engen Verbindung von Herz und Hirn ist mit großer Wahrscheinlichkeit davon auszugehen, dass dieser Lebensstil auch für Ihr Hirn von großem Vorteil ist. Sie müssen nun nicht zu einer vorindustriellen Lebensweise zurückgehen, aber den Blutdruck aktiv zu unterstützen, ist schon mal ein sehr guter und hirngesunder Weg!

ÜBUNGEN FÜR HERZ UND HIRN

Kraftsport tut viel Gutes für Ihr Herz und Sie können Ihre Einheiten wunderbar mit kognitiven Übungen verbinden.

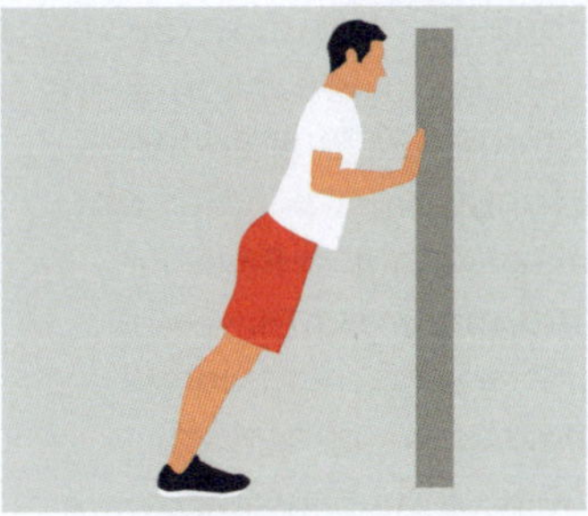

Wanddrücken: Setzen Sie Ihre Hände etwas breiter als schulterbreit und auf Schulterhöhe gegen die Wand. In der Ausgangsposition sind die Arme gestreckt. Beugen Sie sich nun langsam nach vorne und achten Sie darauf, dass der Rücken und der Kopf eine gerade Linie bilden. Wiederholen Sie die Übung 10 Mal.

Gehirntraining 1: Zählen Sie in Neuner-Schritten rückwärts und beginnen Sie bei 100. Lässt die Kraft in den Armen nach, stoppen Sie die Übung.

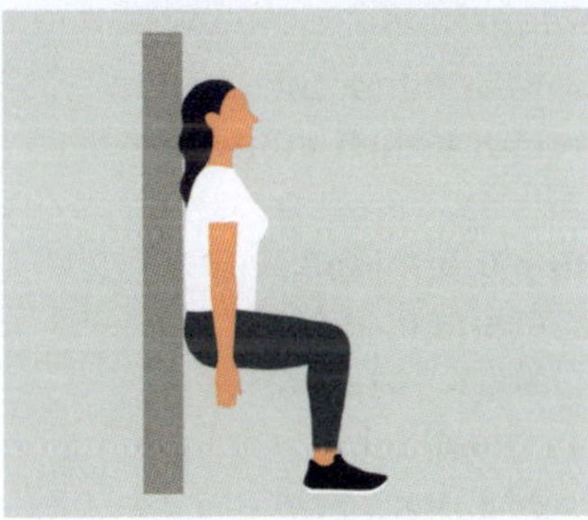

Wandsitzen: Stellen Sie sich etwa einen Schritt entfernt vor eine Wand. Die Füße stehen etwa hüftbreit. Nun gehen Sie in die Knie, bis Sie die Wand berühren, die Knie sollten sich in einem 90-Grad-Winkel befinden und die Arme hängen locker herab. Achten Sie darauf, dass Sie den ganzen Rücken und besonders den unteren Rücken fest gegen die Wand pressen.

Gehirntraining 2: Machen Sie eine Loci-Übung von Seite 76. Auch hier gilt: Lässt Ihre Kraft nach, beenden Sie die Übung.

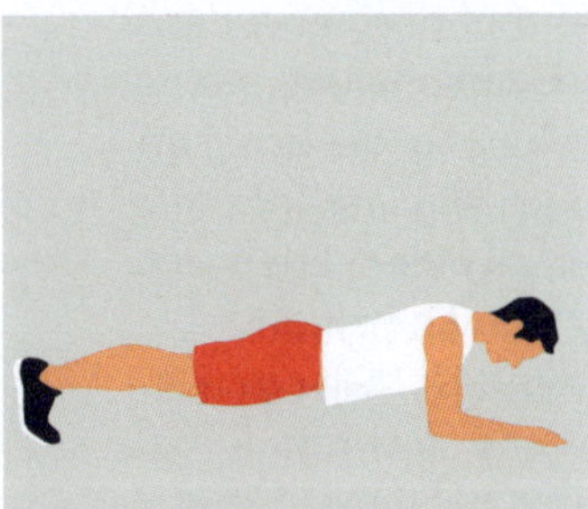

Unterarmstütz (Plank): Legen Sie sich auf einer Matte flach auf den Boden. Die Ellbogen befinden sich unterhalb der Schulter. Die Zehen stellen Sie auf. Drücken Sie nun Ihren Oberkörper nach oben, bis Ihr ganzer Körper eine Linie bildet. Das Gesäß sollte nicht höher oder niedriger sein. Halten Sie die Position.

Gehirntraining 3: Kennen Sie schon die Übung von Seite 108? Verfolgen Sie nochmals den Weg des Studenten. Stoppen Sie, wenn Sie keine Kraft mehr haben.

Unser Gehirn liebt es, gut zuzuhören

Gut hören zu können, spielt in unserem sozialen Leben eine unglaublich wichtige Rolle und beeinflusst auch unsere geistige Fitness.

Schwerhörigkeit ist ein Problem, das oft als harmloses Altersphänomen angesehen wird. Es mag Sie daher überraschen, dass es mittlerweile als einer der größten vermeidbaren Risikofaktoren für Demenz und Alzheimer betrachtet wird. Die Verbindung zwischen Schwerhörigkeit und dem Nachlassen der Kognition lässt sich durch mehrere Mechanismen erklären. Wenn das Gehör schwächer wird, muss das Gehirn verstärkt arbeiten, um Gespräche und Umgebungsgeräusche zu entschlüsseln. Da mehr mentale Ressourcen für das Hören aufgewendet werden, bleiben weniger Kapazitäten für andere kognitive Prozesse wie Gedächtnis oder Problemlösung. Studien bestätigen, dass Menschen mit unbehandeltem Hörverlust schneller geistig nachlassen als Gleichaltrige mit gutem Gehör.

Wie wir aus Kapitel 1 wissen, sorgt der mediale Schläfenlappen (siehe Seite 19) dafür, dass verschiedene Informationen, die wir bei unseren täglichen Erlebnissen aufnehmen, im Gehirn zusammenkommen und verarbeitet werden. Dazu gehören visuelle Eindrücke, Geruch, taktile Informationen, aber eben auch ganz wesentlich akustische Informationen. Warum ist aber das Hören so wichtig? Es liefert sehr viel mehr Inhalt als nur den reinen Informationsgehalt des Gehörten. Gleichzeitig erfahren wir etwas über Emotionalität, Intentionen unseres Gegenübers, den Ort einer Schallquelle, die Beschaffenheit des Raumes (Hall) und viele andere Dinge. All diese Informationen werden über das Gehör im Hippocampus zu einem Erlebnis zusammengeführt. Ist nun die akustische Verarbeitung gestört, kommt diese gestörte Information im Hippocampus an. Sie enthält weniger nutzbare akustische Information, dafür aber mehr Rauschen. So entsteht ebenso ein großes Rauschen im Hippocampus.

Dadurch gehen nicht nur wichtige Informationen verloren, sondern das Rauschen vermischt auch die gewonnenen Eindrücke aus anderen Sinnesorganen und stört somit die Gedächtnisbildung. Es wird immer schwieriger, präzise Gedächtniseinträge zu bilden. Durch die Abnahme dieser Gedächtnisgenauigkeit gelingt es weniger gut, vergangene Ereignisse voneinander abzugrenzen und auf Erlebtes wieder zuzugreifen.

Dazu kommt ein soziales Phänomen: Schwerhörige Menschen haben oft Schwierigkeiten, Gesprächen zu folgen, besonders in lauten Umgebungen. Dadurch vermeiden sie gemeinsame Aktivitäten mit anderen Menschen und ziehen sich zurück. Soziale Isolation ist ein bekannter Risikofaktor für Demenz, weil das Gehirn weniger geistige Stimulation erhält (siehe Seite 61). Studien zeigen, dass ältere Menschen mit Hörverlust bis zu 40 Prozent weniger soziale Interaktionen haben.

Hörverlust kann sogar zu einem Schwund bestimmter Hirnareale führen. Untersuchungen mit MRT-Scans zeigen, dass bei Menschen mit unbehandeltem Hörverlust das Volumen der grauen Substanz in Bereichen schrumpft, die für Sprache und Gedächtnis zuständig sind. Insbesondere der temporale Kortex, der für Sprachverarbeitung und Gedächtnis wichtig ist, wird durch langfristigen Hörverlust beeinträchtigt. Studien legen auch nahe, dass Hörverlust die Entstehung von Amyloid- und Tau-Ablagerungen beschleunigen kann, indem er chronischen Stress und Entzündungsprozesse im Gehirn verstärkt.

NICHT NUR EIN THEMA FÜR ÄLTERE: Hörverlust ist kein Thema nur für ältere Menschen. Nahezu 24 Prozent unserer Teenager hören Musik über Kopfhörer, und das in den meisten Fällen leider auch viel zu laut. 85 Dezibel sind das absolute Maximum für die Ohrgesundheit und auch die Hördauer ist entscheidend, länger als eine Stunde pro Tag sollte es nicht sein.

Laut einer Meta-Analyse der Lancet-Kommission für Demenzprävention (2024) ist unbehandelter Hörverlust einer der wichtigsten vermeidbaren Risikofaktoren für Demenz. Menschen mit mittlerem bis starkem Hörverlust haben ein bis zu fünfmal höheres Risiko, an Demenz zu erkranken, als Menschen mit normalem Gehör. Ein leichter Hörverlust erhöht das Demenzrisiko bereits um etwa 20 Prozent, ein moderater um doppelt so viel, während ein schwerer Hörverlust das

Risiko um bis zu 500 Prozent steigern kann. Hörverlust ist für bis zu acht Prozent aller Demenzfälle weltweit mitverantwortlich, was ihn zu einem der bedeutendsten beeinflussbaren Faktoren macht.

Das führt automatisch zu der Frage, ob Hörgeräte dann nicht eine wesentliche Unterstützung des Gehirns sind. Die Antwort kann nur lauten: Ja! Menschen, die rechtzeitig Hörgeräte nutzen,haben ein deutlich geringeres Risiko für das Nachlassen ihrer kognitiven Leistungsfähigkeit. Eine große Langzeitstudie wies nach, dass Menschen mit Hörverlust, die ein Hörgerät tragen, ihr Demenzrisiko auf das Niveau von Normalhörenden senken können. Hörgeräte helfen, das Gehirn aktiv zu halten, soziale Interaktionen aufrechtzuerhalten und die Verarbeitung von Sprache und Geräuschen zu verbessern. Daher hier der Appell: Lassen Sie sich regelmäßig Ihre Hörfähigkeit von einem Hals-Nasen-Ohrenarzt untersuchen. Das gilt vor allem, wenn Sie in Berufen mit einem hohen Lärmpegel arbeiten, über 65 Jahre sind oder bereits eine Hörschädigung diagnostiziert wurde. Und es gilt, alte Vorstellungen über Bord zu werfen, man gehöre mit einem Hörgerät zum „alten Eisen“. Das Gegenteil ist der Fall: Hörgeräte verlängern Ihre geistige Fitness!

Wie Übergewicht und Medikamente das Gehirn beeinflussen

Auch Übergewicht und ein Diabetes belasten unser Gehirn und sollten deshalb im Rahmen der Prävention stärker beachtet werden.

Unser Gehirn ist auf eine stabile Versorgung mit Sauerstoff, Glukose und Nährstoffen angewiesen. Stoffwechselerkrankungen können diese Versorgung stören und zu Entzündungen, Durchblutungsstörungen und Zellschäden führen. Schauen wir uns etwas genauer an, was diese Erkrankungen im Gehirn anrichten und welche Auswirkungen das auf die Energiegewinnung im Gehirn hat. Diese Zusammenhänge zu verstehen, ist in Zeiten erhöhter Lebenserwartung und steigender Anforderungen an mentale Fitness im Alter wichtig.

Eine zentrale Rolle spielen die Mitochondrien. Das sind die „Kraftwerke" der Zellen, die wichtig für die Energieversorgung sind, indem sie Sauerstoff aus dem Blut nutzen, um aus Nährstoffen wie Glukose, Fetten und Aminosäuren den Energieträger Adenosintriphosphat (ATP) zu produzieren. Neben der Energiegewinnung sind sie auch an der Regulation von Kalzium- und Eisenhaushalt, Zellteilung sowie der Beseitigung fehlerhafter Proteine beteiligt. Wir wissen bereits, dass das Gehirn besonders auf eine stabile Energiezufuhr angewiesen ist, da es etwa 20 Prozent des gesamten Sauerstoffbedarfs des Körpers verbraucht. Während ATP produziert wird, entstehen in moderaten Mengen wichtige Signalstoffe, die bei einer übermäßigen Ansammlung jedoch Zellschäden verursachen können. Das bezeichnet man als oxidativen Stress.

Die Rolle der Mitochondrien bei Alterungsprozessen und neurodegenerativen Erkrankungen wie Alzheimer ist ein zentrales Thema der Forschung. Mutationen dort können den Nervenzell-Stoffwechsel und die Fähigkeit zur Stressbewältigung beeinflussen. Interessanterweise wurden mitochondriale Fehlfunktionen nicht nur im Gehirn, sondern auch in anderen Geweben von Alzheimer-Patienten festgestellt. Dies deutet darauf hin, dass Alzheimer nicht nur eine reine Gehirnerkrankung ist, sondern möglicherweise auch systemische Komponenten hat. Viele sprechen in diesem Zusammenhang sogar bereits von einem Diabetes Typ 3.

Neben den Mitochondrien spielt auch die zelluläre Alterung, Seneszenz genannt, eine wichtige Rolle bei Erkrankungen unseres Gehirns. Seneszente Zellen sind geschädigte Zellen, die sich nicht mehr teilen, aber auch nicht absterben. Stattdessen setzen sie entzündungsfördernde Botenstoffe frei, die das Gewebe schädigen und benachbarte Zellen in einen seneszenten Zustand versetzen können. Diese Ansammlung seneszenter Zellen nimmt im Alter zu und wird mit verschiedenen altersbedingten Erkrankungen in Verbindung gebracht. Die Entstehung dieser seneszenten Zellen kann durch verschiedene Faktoren ausgelöst werden, darunter Amyloid- und Tau-Ablagerungen, Störungen des Immunsystems, Insulinresistenz, chronischer Stress oder Übergewicht. Ihre Anhäufung verstärkt entzündliche Prozesse im Gehirn, was die Alzheimer-Erkrankung weiter vorantreiben kann. Ein interessanter Ansatz, so etwas wie eine

Senolyse (eine Entfernung seneszenter Zellen), zu erreichen, ist eine Kalorienreduktion oder intermittierendes Fasten (auch Intervallfasten genannt). Es gibt Hinweise darauf, dass bereits ein Fastentag pro Woche zur Senolyse beitragen kann.

Wer auf das Gewicht achtet, achtet auf sein Gehirn

Die Fachzeitschrift „Lancet" hat vor einiger Zeit verschiedene Faktoren außerhalb des Gehirns selbst identifiziert, die unserem Geistesorgan schaden und die wir beeinflussen können. Über Bluthochdruck und Schwerhörigkeit haben Sie bereits etwas erfahren, daneben spielen weitere Dinge eine Rolle wie Rauchen, eine Alkoholsucht oder auch Luftverschmutzung. Ein weiterer wesentlicher Faktor ist das Übergewicht. Womit wir wieder bei einem Thema sind, das in hohem Maße auch die deutsche Bevölkerung betrifft, denn in Deutschland sind rund zwei Drittel der Männer (67 Prozent) und die Hälfte der Frauen (53 Prozent) übergewichtig. Ein Viertel der Erwachsenen sind stark übergewichtig – man spricht von adipös, das sind 23 Prozent der Männer und 24 Prozent der Frauen. Die Gründe sind vielfältig, aber vor allem ist es ein erheblicher Mangel an Bewegung und eine Ernährung mit einer zu hohen Energiezufuhr über stark kalorienhaltige Lebensmittel. Eine Ernährung mit einer negativen Energiebilanz, bei der mehr Kalorien zugeführt als verbraucht werden, und mit vielen hochverarbeiteten Lebensmitteln führt ohne entsprechenden Ausgleich fast automatisch zu Übergewicht bis hin zu Adipositas. Produkte wie Fertiggerichte und anderes Fast Food enthalten kaum Ballaststoffe, dafür jedoch viel Zucker, schlechte Fette und diverse chemische Substanzen, die in Lebensmitteln eigentlich nichts zu suchen haben. Der übermäßige Konsum solcher Lebensmittel und das damit einhergehende Gewichtsproblem haben beträchtliche Auswirkungen auf das Gehirn.

So zeigte etwa eine Studie am Max-Planck-Institut für Kognitions- und Neurowissenschaften in Leipzig, dass das Gehirnvolumen in verschiedenen Bereichen von Thalamus bis Amygdala geringer war, je übergewichtiger die Testpersonen waren. Auch die Vernetzung einzelner Gehirnbereiche stand unter dem negativen Einfluss des Körpergewichts, je mehr Übergewicht, desto schwächer die

Interaktion. Es gilt auch hier aktiv zu werden. Das Thema Übergewicht ist sicher nicht mit einigen Tipps an dieser Stelle zu lösen, deshalb versuche ich das auch nicht. Aber wenn Sie das Vorhaben Abnehmen angehen wollen, suchen Sie sich Unterstützung, die Sie bei diesem Weg begleiten kann. Denn eine Gewichtsreduktion kostet Kraft und braucht viel Motivation. Ein erster Schritt kann das Gespräch bei Ihrem Hausarzt sein, aber auch viele Krankenkassen beraten Sie und übernehmen teilweise die Kosten für eine Ernährungsberatung. Aktuell ist sicher auch viel die Rede von den sogenannten Abnehmspritzen. Diese wurden für die Behandlung von Diabetes Typ 2 entwickelt und werden nun auch bei Adipositas eingesetzt, da die Wirkstoffe (Semaglutid, Liraglutid, Tirzepatid) den Appetit hemmen. Wenn Sie eine solche Behandlung in Betracht ziehen, besprechen Sie das unbedingt mit Ihrem Arzt, denn es gibt Nebenwirkungen zu beachten.

ABNEHMSPRITZE GEGEN ALZHEIMER? Die in den Abnehmspritzen enthaltenen GLP-1-Analoga rücken in der Forschung als potenzielle Therapie für neurodegenerative Erkrankungen wie Alzheimer in den Fokus. Diese Medikamente basieren auf dem Hormon Glucagon-like Peptide-1 (GLP-1), das auch im Gehirn eine schützende Funktion ausübt. Es gibt gerade große Wirksamkeitsstudien zu GLP-1-Analoga mit der Frage, ob sie das Fortschreiten der frühen Alzheimer-Erkrankung verlangsamen.

Neben dem Übergewicht ist auch Diabetes Typ 2 ein erheblicher Risikofaktor für eine Minderung der Gehirnleistung. Bei dieser Erkrankung ist mitunter die Durchblutung des Gehirns gestört, wie etwa eine Studie an der Harvard Medical School in Boston zeigte. Die Ursachen für den verminderten Blutfluss waren der erhöhte Blutzucker sowie verschiedene Entzündungsaktivitäten im Körper. So waren bei den Patienten der Studie, die eine Störung der Hirndurchblutung aufwiesen, Bereiche wie Sprache und Entscheidungsfindung deutlich verschlechtert. Wie bei Übergewicht ist es auch bei der Diagnose Diabetes Typ 2 wichtig, Veränderungen im Lebensstil vorzunehmen. Das betrifft auch hier die Ernährung und das Thema Sport und Bewegung. Aber anders als bei einem hohen Gewicht, das man vielleicht noch selber in den Griff bekommt, muss die Therapie eines Diabetes immer von einem Arzt begleitet werden.

MEDIKAMENTE, DIE EINFLUSS HABEN

INDIKATION/ WIRKSTOFF	BEISPIELE	AUSWIRKUNG
Anticholinergika	Antihistaminika, Antidepressiva, Blasenmedikamente, Muskelrelaxantien	Erhöhtes Risiko für kognitive Beeinträchtigungen und Demenzsymptome .
Beruhigungs- und Schlafmittel (Benzodiazepine, Z-Drugs)	Diazepam, Lorazepam, Zolpidem, Zopiclon	Wirken dämpfend auf das Nervensystem, indem sie den hemmenden Neurotransmitter GABA verstärken. Folgen können Gedächtnisstörungen, Verwirrtheit, verlangsamtes Denken sein. Langfristige Nutzung kann das Risiko für Demenzen erhöhen und den Schlaf stören, was wiederum die kognitive Funktion beeinträchtigt.
Schmerzmittel (Opioide)	Morphin, Oxycodon, Fentanyl	Dämpfen das zentrale Nervensystem und können Gedächtnis, Aufmerksamkeit und Reaktionszeit verschlechtern.
Manche Medikamente gegen Bluthochdruck und Herzkrankheiten	Beta-Blocker, Diuretika	Können die Durchblutung des Gehirns reduzieren und somit die Sauerstoffversorgung verschlechtern. Folgen sind Konzentrationsprobleme, Schwindel, geistige Erschöpfung.
Chemotherapie	Methotrexat, Cisplatin, Doxorubicin	Können durch neurotoxische Effekte das Gehirn schädigen. Folgen sind Gedächtnisstörungen, langsames Denken, reduzierte Aufmerksamkeit („Chemo Brain").
Kortikosteroide	Prednison, Dexamethason	Können langfristig zu Angst, Depressionen und kognitiven Störungen führen. Hohe Dosen können psychotische Symptome wie Wahnvorstellungen auslösen.

Besprechen Sie diese Risiken unter Umständen mit Ihrem Arzt. Je länger die negativen Effekte anhalten, je wahrscheinlicher wird ein Nervenzellverlust im Gehirn, der nicht mehr reversibel ist.

Medizinische Behandlungen als Belastungsfaktor

Das Gehirn ist ein Organ unter Organen. Daher setzen ihm Nebenwirkungen von Medikamenten genauso zu wie anderen Organen. Medikamente, die das Herz schwächen, die Leber oder die Nieren schädigen, den Darm beeinträchtigen und Allergien verursachen, können auch negative Auswirkungen auf das Gehirn haben. Leider sind diese Nebenwirkungen auf das Gehirn bisher nur spärlich untersucht, denn für Pharmafirmen ist es kommerziell natürlich nicht sinnvoll, die kognitiven Effekte von Medikamenten detailliert zu untersuchen. Sie belassen es oft bei relativ „groben" Tests zu Wachheit und Konzentration. Die überaus wichtigen Detailprozesse der Gedächtnisbildung spielen dabei keine Rolle.

Bei einer Reihe von häufig eingesetzten Medikamenten kennen wir bereits negative kognitive Folgen. Viele Medikamente wirken direkt oder indirekt auf das zentrale Nervensystem. Einige können die Denkleistung verschlechtern, das Gedächtnis beeinträchtigen oder sogar das Risiko für Demenzen erhöhen. Die Liste auf der linken Seite ist längst nicht komplett. Aber natürlich sind therapeutisch notwendige Medikamente wichtig, oft überlebenswichtig. Wichtig ist aber ebenso, dass Sie sich prinzipiell über die Bedeutung von möglichen Nebenwirkungen auf Ihr Gedächtnisorgan im Klaren sind. Daher gilt für Sie: Behalten Sie Ihre kognitive Leistungsfähigkeit bei einer medikamentösen Behandlung im Blick. Wenn Ihr Arzt ein neues Medikament verschreibt und Sie fühlen sich darunter deutlich vergesslicher und unkonzentrierter, dann thematisieren Sie das! Bestehen Sie darauf, dass Ihr Arzt Ihre Bedenken ernst nimmt und treffen Sie dann gemeinsam eine Abwägung, ob ein alternatives Medikament vielleicht eine bessere Wahl wäre.

Chirurgische Eingriffe können ebenfalls kurzzeitige oder dauerhafte kognitive Einschränkungen verursachen. Gerade Vollnarkosen können vorübergehende Verwirrung und Gedächtnisprobleme auslösen. Insbesondere ältere Patienten haben ein erhöhtes Risiko für das sogenannte postoperative Delir, das sich durch akute Verwirrung, Halluzinationen und Orientierungslosigkeit äußert. Mögliche Ursachen sind auch hier wieder Entzündungsreaktionen, eine veränderte Durchblutung des Gehirns sowie eine gestörte Blut-Hirn-Schranke (siehe Seite 42). Das Phänomen ist tatsächlich so häufig, dass es eine eigene Diagnose erhalten hat: Postoperative Neurokognitive

Störung. Die Symptome sind eine wochen- oder monatelange anhaltende verminderte Aufmerksamkeit nach einer Operation, langsamere Informationsverarbeitung und Gedächtniseinbußen.

BEWEGUNG GEGEN OP-RISIKEN. Eine frühe Mobilisation hilft, das Risiko eines postoperativen Delirs zu senken. Es sollte versucht werden, so schnell wie möglich eine Bewegungsprogramm zu starten, das kann auch bereits durch einen Bewegungstherapeuten in der Klinik passieren. Auch vor einer geplanten OP ist es wichtig, Ihren Körper durch ein möglichst intensives Bewegungsprogramm fitter zu machen und damit auch das Gehirn zu schützen.

Sie können vor einem Eingriff noch mehr tun: Achten Sie auf einen regelmäßigen Schlaf in den vier Wochen vor der OP, damit schon vorab die Blut-Hirn-Schranke möglichst optimale Bedingungen hat und das glymphatische System gut funktioniert. Stärken Sie Ihre Rumpf- und Stützmuskulatur, damit Sie nach der OP schneller mobilisiert werden können. Gehen Sie nicht gestresst und mit Schlafmangel in eine OP, mit dem Gedanken, dass Sie sich nach der OP im Krankenhaus erholen können, weil Sie da ja ohnehin viel liegen müssen. Erholen Sie sich also schon vor einem operativen Eingriff!

Legale und illegale Drogen

Erhebliche Hirnschäden werden durch den Konsum legaler und illegaler Drogen verursacht. So führt nicht nur Alkoholmissbrauch zum Absterben von Nervenzellen im Gehirn, auch bereits kleine Mengen an Alkohol können nachhaltige Schädigungen auslösen. Substanzen, die man in Cannabis finden kann, und bei denen man potenziell positive Effekte für die Gesundheit vermutet, sind Gegenstand intensiver medizinischer Forschung, auch mit Blick auf Erkrankungen des Gehirns. Dennoch ist unbedingt zu bedenken, dass der Konsum von Cannabis Auswirkungen auf das Kurz- sowie das Langzeitgedächtnis und die Urteilsfähigkeit haben. Andere illegale Drogen wie Ecstasy haben wesentlichen Einfluss auf die Wirksamkeit der Blut-Hirn-Schranke und stören die Konzentration von Botenstoffen wie Serotonin.

Das Mikrobiom: Ihre Darm-Hirn-Achse

Ein fitter Geist entsteht nicht nur im Kopf. Auch im Darmsystem spielen sich Prozesse ab, die Ihr Gehirn wesentlich beeinflussen.

Auf den Einfluss von Ernährung auf die Gehirngesundheit habe ich ja schon mehrfach hingewiesen. Aber besonders entscheidend ist der Zusammenhang zum Darmmikrobiom. Dieses Mikrobiom, gemeint ist die Gemeinschaft aus Billionen von Mikroorganismen im Verdauungstrakt, spielt eine weit größere Rolle für die Gesundheit als lange angenommen. Neben seiner zentralen Funktion für die Verdauung und das Immunsystem hat es auch einen tiefgreifenden Einfluss auf die Gehirngesundheit, Kognition und das Risiko für neurodegenerative Erkrankungen wie Alzheimer.

EINE LEBENSGEMEINSCHAFT IM KLEINEN: Als Mikrobiom bezeichnet man die Gemeinschaft aller Mikroorganismen, wie Bakterien, Viren oder Pilze, die einen Makroorganismus, ob Mensch, Tier oder Pflanze, vor allem im Darm, aber auch auf der Haut oder anderen Körperregionen besiedeln. Es ist ein komplexes Ökosystem, dessen Zusammensetzung und Funktion zwar noch nicht im Detail bekannt sind, aber von dem wir bereits wissen, dass es unter anderem das Immunsystem, den Stoffwechsel und das Hormonsystem beeinflusst.

Ein wichtiger Mechanismus, durch den das Mikrobiom das Gehirn beeinflusst, ist die Produktion von Neurotransmittern. Bestimmte Darmbakterien synthetisieren Botenstoffe wie Serotonin, Dopamin und Gamma-Aminobuttersäure (GABA), die für die Regulation von Stimmung, Gedächtnis und Konzentration entscheidend sind. Etwa 90 Prozent des körpereigenen Serotonins werden im Darm produziert, was zeigt, wie stark die Darmflora mit psychischen und kognitiven Prozessen verknüpft ist. Eine gesunde Darmflora trägt dazu bei, dass diese Neurotransmitter in ausreichender Menge gebildet werden, während eine gestörte Darmflora für ein Ungleichgewicht dieser Botenstoffe sorgen kann. Es wird noch erforscht, wie diese Auswirkungen genau aussehen, da im Darm gebildete Neurotransmitter nur teilweise ins Gehirn gelangen.

Entzündungsprozesse reduzieren

Neben der direkten Produktion von Neurotransmittern wirkt das Mikrobiom auch über die Regulation von Entzündungsprozessen auf das Gehirn ein. Eine gesunde Darmflora unterstützt das Immunsystem, indem sie nützliche Bakterien fördert und schädliche Krankheitserreger in Schach hält. Gerät dieses Gleichgewicht aus dem Lot – ein Zustand, der als Dysbiose bezeichnet wird –, kann es zur Freisetzung entzündungsfördernder Substanzen kommen. Diese gelangen über den Blutkreislauf ins Gehirn, wo sie die Aktivität von Mikroglia-Zellen, den Immunzellen des Gehirns, verstärken. Eine übermäßige Mikroglia-Aktivierung führt zu chronischen Entzündungen im Gehirn, die mit kognitiven Einbußen und neurodegenerativen Erkrankungen in Verbindung stehen. Die Darmflora kann folglich die entzündliche Aktivität im Zusammenhang mit sehr frühen Alzheimerveränderungen im Gehirn verstärken.

EINE SACHE DER ACHSEN: In den letzten Jahren haben zahlreiche Studien gezeigt, dass eine enge Verbindung zwischen Darm und Gehirn existiert – zur Herz-Hirn-Achse kommt also noch die Darm-Hirn-Achse. Diese Achse beeinflusst nicht nur emotionale und kognitive Prozesse, sondern kann auch zur Entwicklung oder Prävention von Gehirnerkrankungen beitragen.

Ein weiterer wichtiger Aspekt ist die Beeinflussung der Blut-Hirn-Schranke (siehe Seite 42). Eine gesunde Darmflora trägt zur Stabilität dieser Schranke bei, während ein gestörtes Mikrobiom die Durchlässigkeit erhöhen kann. Dies kann dazu führen, dass Entzündungsmoleküle und Giftstoffe ins Gehirn eindringen, dort Nervenzellen schädigen und kognitive Funktionen beeinträchtigen. Die Rolle des Darm-Mikrobioms bei Alzheimer ist Gegenstand intensiver Forschung. Einige Studien legen nahe, dass bestimmte Darmbakterien die Entstehung und Ablagerung von Amyloid und Tau fördern, während andere Bakterien schützende Effekte haben könnten. Darüber hinaus beeinflusst das Darmmikrobiom den Insulinstoffwechsel, der ebenfalls eine Rolle in der Alzheimer-Pathologie spielt. Auch die allgemeine kognitive Gesundheit und Leistungsfähigkeit hängen eng mit dem Mikrobiom zusammen. Studien zeigen, dass eine vielfältige und ausgewogene Darmflora mit besseren Gedächtnisleistungen, schnelleren Denkprozessen und einer geringeren Anfälligkeit für neurodegenerative Erkrankungen assoziiert ist. Umgekehrt wird eine unausgeglichene Darmflora mit kognitiven Defiziten, Konzentrationsproblemen und einem erhöhten Risiko für Depressionen und Angststörungen in Verbindung gebracht. Da Stress nachweislich das Mikrobiom beeinflusst und entzündungsfördernde Bakterien begünstigen kann, wird ein gestörtes Darmmilieu als eine mögliche Ursache für stressbedingte kognitive Beeinträchtigungen untersucht.

Neue Erkenntnisse bei der Ernährung

Um die Gehirngesundheit durch das Mikrobiom zu unterstützen, rückt die Ernährung zunehmend in den Fokus der Forschung. Eine ballaststoffreiche Ernährung mit viel Obst, Gemüse, Vollkornprodukten und Hülsenfrüchten fördert das Wachstum nützlicher Bakterien. Fermentierte Lebensmittel, die wie Joghurt, Kefir, Sauerkraut oder Kimchi probiotische Kulturen enthalten, können das Mikrobiom positiv beeinflussen. Der Verzicht auf stark verarbeitete Lebensmittel, Zucker und künstliche Zusatzstoffe kann dazu beitragen, schädliche Bakterien zu reduzieren. Bewegung und Stressmanagement, beispielsweise durch Meditation oder Achtsamkeitsübungen, wirken sich ebenfalls positiv auf die Darmflora aus.

Der gezielte Einsatz von Probiotika und Präbiotika wird zunehmend als Möglichkeit zur Förderung der kognitiven Gesundheit untersucht. Bestimmte Bakterienstämme, darunter Bifidobacterium und Lactobacillus, haben in Studien positive Effekte auf Gedächtnis, Aufmerksamkeit und emotionale Regulation gezeigt. Die Forschung steckt auch hier jedoch noch in den Anfängen, und weitere klinische Studien sind erforderlich, um den genauen Einfluss spezifischer probiotischer Präparate auf das Gehirn zu bestimmen.

SO FÜHLT SICH IHR DARM WOHL

Ein gut funktionierendes Mikrobiom braucht einen gesunden Darm. Sie können hier viel Gutes tun.

- Reichlich Ballaststoffe: Versuchen Sie möglichst 25 Gramm Ballaststoffe täglich zu sich zu nehmen. Bei einer an Ballaststoffen reichen Ernährung können mehr Schadstoffe aus dem Körper ausgeschieden werden. Besonders geeignet sind Lebensmittel wie Vollkorn-Getreideprodukte, Leinsamen, Flohsamen sowie frisches Obst und Gemüse.

- Gesundes Fett: Ungesättigte Fettsäuren können den Darm schützen. Sie sind etwa in Raps-, Lein- oder Olivenöl enthalten. Tierische Fette mit gesättigten Fettsäuren sollten nur sparsam gegessen werden. Eine Ausnahme sind hier Fisch und Meeresfrüchte, in denen die mehrfach ungesättigten Omega-3-Fettsäuren reichlich zu finden sind.

- Ausreichend trinken: Ideal sind zwei bis drei Liter pro Tag. Dann werden auch gelöste Schadstoffe leichter und schneller aus dem Körper hinausbefördert. Wasser und ungesüßter Tee eignen sich hervorragend, gezuckerte Getränke sollten Sie aber meiden.

- Probiotika sind lebende Mikroorganismen und helfen das gesunde Gleichgewicht im Darm aufrechtzuerhalten oder wiederherzustellen. Probiotika sind etwa in Kefir, Naturjoghurt, Apfelessig, Miso, Kombucha, Kimchi und Sauerkraut enthalten.

- Weniger ist mehr: Wenn es schmeckt, isst man gerne mal mehr als nötig. Das bedeutet jedoch mehr Arbeit für den Darm. Wenn Sie satt sind, hören Sie auf. Das erleichtert dem Darm die Verdauung. Sie sollten auch auf zu Fettiges, zu viel Zucker und hochverarbeitete Lebensmittel verzichten.

- Auch der Darm bewegt sich gern: Wer sich viel bewegt, regt den Stoffwechsel und die Darmtätigkeit an. Bereits ein täglicher, ausgedehnter Spaziergang kann hier helfen. Ausdauersportarten, wie Joggen, Walken, Fahrradfahren oder Schwimmen, sind besonders empfehlenswert.

- Der Darm reagiert auf Emotionen: Darm, Hirn und Verdauungstrakt sind eng miteinander verbunden. So kann Stress den Darm belasten. Unwohlsein, Durchfall, Blähungen oder Verstopfungen sind die Folge. Guter Schlaf und Stressreduktion helfen dem Körper, zu regenerieren und besser mit Belastungen umzugehen.

Warum unsere Psyche Entlastung braucht

Soziale Eingebundenheit ist ein wichtiger Faktor für einen fitten Geist. Daher ist es wichtig, Tendenzen zur Vereinsamung entgegenzuwirken.

Einsamkeit und Depression sind nicht nur psychische Belastungen, sondern haben gerade auch aufgrund ihres engen Zusammenhangs tiefgreifende Auswirkungen auf die Gehirngesundheit und das Risiko für Alzheimer. Wissenschaftliche Studien zeigen, dass depressive Verstimmungen und die häufig damit einhergehende soziale Isolation das Risiko für kognitiven Abbau erheblich steigern können. Sie gehören neben einem erhöhten Blutdruck und gestörten Hörvermögen zu den wichtigsten, mittelbar beeinflussbaren Risikofaktoren für Demenz.

Einsamkeit ist mehr als das bloße Gefühl, allein zu sein – sie ist ein chronischer Stresszustand, der das Gehirn langfristig schädigen kann. Menschen, die sich über längere Zeit isoliert fühlen, zeigen ein erhöhtes Risiko für ein Nachlassen der Kognition und Demenz. Es ist gut erforscht, dass fehlende soziale Interaktion geistige Stimulation verringert. Auch ich gehen in diesem Buch immer wieder auf diesen besonderen Faktor ein, denn soziale Kontakte fordern das Gehirn heraus: Gespräche, Diskussionen und gemeinsames Erleben fördern Gedächtnis, Sprachverarbeitung und Problemlösungsfähigkeiten auf vielfältige Weise. Wer sich sozial zurückzieht, hat weniger Gelegenheiten, sein Gehirn in Bewegung zu halten. Dadurch nimmt die geistige Flexibilität ab und die kognitiven Reserven werden schneller abgebaut (mehr dazu siehe Seite 97).

Einsamkeit fördert zudem chronischen Stress und somit Entzündungen im Gehirn, denn anhaltender psychischer Stress wirkt sich negativ auf die Hormonregulation aus und fördert damit Entzündungsprozesse im Gehirn. Die Konzentration des Stresshormons Cortisol bleibt dauerhaft erhöht (siehe Seite 84). Langfristig führt dies zu Schäden an Nervenzellen, besonders in den Hirnregionen, die für Gedächtnis und emotionale Regulation wichtig sind, etwa im Hippocampus und präfrontalen Kortex. Einsamkeit ist darüber hinaus eng mit Schlafproblemen verbunden. Menschen, die sich sozial isoliert fühlen, leiden häufiger unter Ein- und Durchschlafstörungen, und schlechter Schlaf ist ein auch hier bereits aufgezeigter Risikofaktor für Alzheimer (siehe Seite 40). Außerdem neigen Menschen, die sich einsam fühlen, häufiger zu ungesunden Verhaltensweisen wie weniger Bewegung, ungesunder Ernährung, höherem Alkoholkonsum oder auch Rauchen. Diese Faktoren sind alle eigenständige Risikofaktoren für Demenz und verstärken die negativen Effekte der Einsamkeit zusätzlich – ein Teufelskreis. Dass Einsamkeit ein relevanter Aspekt für die allgemeine Gesundheit ist, dringt langsam in das Bewusstsein der gesundheitspolitischen Gremien. Das ist auch wichtig, denn es wird eine gesamtgesellschaftliche Aufgabe werden, diesen Teufelskreis zu durchbrechen.

Depressionen ernst nehmen

Depressionen sind mehr als eine vorübergehende schlechte Stimmung – eine Depression ist eine ernsthafte Erkrankung, die das Gehirn strukturell verändern kann. Studien zeigen, dass Depression ein erheblicher Risikofaktor für Alzheimer und Demenz ist, insbesondere, wenn sie im mittleren oder höheren Lebensalter auftritt. Laut der Lancet-Kommission für Demenzprävention (2024) gehören auch Depressionen zu den wichtigsten beeinflussbaren Risikofaktoren für Demenz. Menschen mit einer Vorgeschichte mit Depressionen haben ein fast doppelt so hohes Risiko, an Alzheimer zu erkranken. Wer gleichzeitig unter Depression und Einsamkeit leidet, hat somit das höchste Risiko für kognitive Beeinträchtigungen.

DEPRESSION UND ALZHEIMER: Es wird in der Forschung intensiv diskutiert, dass Depression auch ein Symptom einer frühen Phase von Alzheimer sein kann, weil die Krankheit den Mandelkern (die Amygdala) und das noradrenerge und dopaminerge System angreift. Diese Diskussionen sind zwar nicht abgeschlossen, aber dennoch ein Zeichen, Depressionen ernst zu nehmen, medizinisch abklären und behandeln zu lassen.

Bei depressiven Menschen wurden Veränderungen in wichtigen Gehirnregionen wie dem Hippocampus, der Amygdala und dem präfrontalen Kortex nachgewiesen. Der Hippocampus ist, wie wir bereits wissen, eine Schlüsselregion für das Gedächtnis und bei lang anhaltender Depression oft kleiner als normal. Chronische Depression kann zum Verlust von Nervenzellen und Synapsen führen, was die geistige Leistungsfähigkeit beeinträchtigt. Darüber hinaus geht die Depression häufig mit erhöhten Entzündungswerten im Körper und Gehirn einher. Wie Sie bereits wissen, können Entzündungsprozesse die Entstehung und das Fortschreiten von Alzheimer beschleunigen. Es gibt auch Hinweise darauf, dass Depression den Stoffwechsel von Beta-Amyloid und Tau-Proteinen beeinflussen kann. Menschen mit wiederkehrenden Depressionen haben oft höhere Ablagerungen dieser schädlichen Proteine im Gehirn.

Verminderte Motivation und Antriebslosigkeit als Begleiterscheinung einer Depression verhindern zudem die für das Gehirn so bedeutende geistige und körperliche Aktivität. Depressive Menschen erleben immer wieder Phasen mit wenig Antrieb, sich zu bewegen oder geistig aktiv zu bleiben. Weniger Bewegung und soziale Isolation verstärken dann wiederum das Nachlassen der Kognition. Eine negative Gedankenspirale kann dazu führen, dass Betroffene sich noch mehr zurückziehen, was das Demenzrisiko weiter erhöht.

Kann soziale Aktivität und die Behandlung einer Depression das Demenzrisiko senken? Ja! Studien zeigen, dass Menschen, die ihre soziale Isolation überwinden oder Depressionen behandeln, ein geringeres Risiko für eine kognitive Verschlechterung haben. So viel zum Wissensstand aus Sicht der Hirnforschung. Aber Depressionen zu behandeln ist eine immense Herausforderung für Patienten und Ärzte. Es ist eine Mammutaufgabe, der Sie sich aber stellen können, wenn Sie sich Unterstützung holen, falls Depressionen und Einsamkeit Themen für Sie sind. Psychotherapie und medikamentöse Behandlung können helfen, die kognitiven Funktionen zu stabilisieren. Antidepressiva haben in einigen Studien gezeigt, dass sie neuroprotektive Effekte haben können. Auch Sport und eine gesunde Ernährung können einen antidepressiv wirkenden Effekt haben. Zudem fördert Bewegung die Bildung neuer Nervenzellen und verbessert die Durchblutung des Gehirns, wie Sie später noch erfahren werden (siehe ab Seite 137). Meditation, Yoga und Entspannungstechniken können chronischen Stress reduzieren, der mit Depression und Alzheimer in Verbindung steht. An dieser Stelle mein dringender Rat: Nehmen Sie professionelle Hilfe an.

Das Risiko für Demenz senken

Neurodegenerative Erkrankungen wie Alzheimer führen letztlich zu einer Demenz und sind die größte Gefahr für unsere geistige Fitness.

Eine Demenz kann in Verbindung mit verschiedenen Krankheitsbildern wie etwa der Alzheimer- oder Parkinson-Krankheit auftreten. Von einer Demenz spricht man, wenn die Selbstständigkeit im Alltag beeinträchtigt ist. Typische Merkmale sind unter anderem: Schwierigkeiten, sich an neue Informationen zu erinnern; Probleme, Gesprächen zu folgen; das Vergessen von Terminen, Namen oder Gesprächen; Verwirrung der Orientierung an bekannten Orten; Schwierigkeiten, Wochentage oder die Uhrzeit zu erfassen.

Die Alzheimer-Krankheit (Morbus Alzheimer) ist die häufigste Ursache für Demenz und tritt meist im höheren Alter, typischerweise nach dem 65. Lebensjahr auf. Die Ursachen für den Ausbruch der Alzheimer-Krankheit sind Gegenstand intensiver Forschung. Im Vordergrund stehen zwei giftige Proteine, die sich im Gehirn ablagern und hier bereits häufiger genannt wurden. Das Amyloid-Protein wird von Nervenzellen freigesetzt und lagert sich zwischen diesen ab. Diese Proteine sind sehr klebrig und bilden größere Plaques, die wiederum entzündliche Reaktionen hervorrufen können. Zudem können Amyloid-Proteine die Nervenzellfunktion beeinträchtigen, indem sie die Kommunikation zwischen den Nervenzellen stören und zu Zellsterben führen. Das Tau-Protein ist der zweite Bösewicht. Normalerweise ist es ein sehr wichtiges, „gutes" Protein für die Stabilität von Nervenzellen. Bei der Alzheimer-Krankheit verändert es sich jedoch krankhaft und bildet klebrige, verklumpende Fasern, die sich innerhalb der Nervenzellen vermehren.

Sie werden sich berechtigterweise fragen, warum die Mechanismen, die zur Alzheimer-Erkrankung führen, für Menschen ohne Demenz relevant sind. Hierfür gibt es mehrere Gründe. So haben ganz generell unsere körperliche Gesundheit und unser Lebensstil maßgeblichen Einfluss auf unser persönliches Risiko, eine Alzheimer-Demenz zu entwickeln. Das wissen Sie natürlich nach der Lektüre dieses Kapitels bereits. Doch nicht nur das spielt eine Rolle. Von Bedeutung ist zudem, dass sich bei etwa 20 Prozent der gesunden und im Hinblick auf ihre geistige Leistungsfähigkeit beschwerdefreien Menschen bereits Amyloid-Ablagerungen im Gehirn befinden. Sie alle tragen bereits Anteile der Alzheimer-Erkrankung in sich. Sogar bei 30 bis 40 Prozent der Menschen, die über Vergesslichkeit klagen, stellen wir in Untersuchungen Amyloid-Ablagerungen im Gehirn fest, auch, wenn es dadurch zunächst zu keinen messbaren Einbußen in der geistigen Leistungsfähigkeit kommt. Das bedeutet, dass der Zustand, den wir oft als Altersvergesslichkeit abtun, gehäuft mit Vorstufen der Alzheimer-Erkrankung in Verbindung steht. Und schließlich liegen bei mehr als 60 Prozent der Menschen, die eine selektive Beeinträchtigung des Gedächtnisses aufweisen, in allen anderen kognitiven Bereichen aber nicht eingeschränkt sind, bereits Amyloid-Ablagerungen im Gehirn vor. Bei Tau-Ablagerungen sieht es prinzipiell ähnlich aus, auch wenn die Verteilung im Gehirn etwas unterschiedlich ist.

Marker für Veränderungen

Eine andere Art von ungünstigen Veränderungen im Gehirn, die zunächst unbemerkt auftreten, aber im Verlauf zunehmend kognitive Störungen verursachen, sind sogenannte White Matter Hyperintensities (WMH). Diese können durch Gefäßerkrankungen ausgelöst werden, aber auch durch neurodegenerative Prozesse wie Alzheimer. Es gibt Hinweise, dass eine Wechselwirkung zwischen Gefäß- und Neurodegenerationsprozessen zur Bildung von WMH beitragen kann. Zwei Hypothesen untersuchen diese Zusammenhänge genauer: Die vaskuläre Hypothese besagt, dass Durchblutungsstörungen zu Sauerstoff- und Nährstoffmangel führen, was das Gewebe schädigt und WMH hervorruft. Die neurodegenerative Hypothese dagegen vermutet, dass der Verlust von Nervenzellen und Nervenzellfortsätzen die WMH verursacht, vor allem in Verbindung mit Amyloid- oder Tau-Ablagerungen. Diese komplexen Zusammenhänge zwischen Gehirnstruktur, Durchblutung und neurodegenerativen Prozessen werden weiterhin intensiv erforscht, um neue Einblicke in die

Ursachen und möglichen Behandlungsansätze für Alzheimer und andere Erkrankungen zu gewinnen. Die betroffenen Bereiche im weißen Hirngewebe erscheinen in MRT-Bildern als hellere Zonen und deuten auf Schäden von Demyelinisierung (Verlust der Schutzschicht um Nervenfasern) bis hin zum Verlust von Nervenfasern hin. WMH treten bei älteren Erwachsenen häufig auf und können mit Symptomen wie Aufmerksamkeitsstörungen, Konzentrationsproblemen, Gedächtnisproblemen, Depressionen und einem erhöhten Risiko für Schlaganfälle und Demenz verbunden sein. Obwohl sie früher als „still" galten, sind sie heute als wichtige Marker für neurodegenerative und vaskuläre Erkrankungen anerkannt.

Neuere Untersuchungen haben unser Verständnis von WMH erweitert. Sie zeigen, dass nicht nur Bluthochdruck und andere vaskuläre Risiken WHM hervorrufen, sondern auch die Alzheimer-Erkrankung. Hier besteht wieder eine gegenseitige Verstärkung der Probleme. Wir wissen nun, dass Menschen mit Alzheimer eine erhöhte Gesamtmenge und eine verstärkte Ansammlung von WMH in Hirnregionen aufweisen können, selbst wenn sie nur geringen kardiovaskulären Risikofaktoren ausgesetzt sind. Kommen vaskuläre Risiken hinzu, treten zusätzliche WMH in anderen Hirnregionen auf. Alzheimer und vaskuläre Risiken greifen also die weiße Substanz unseres Gehirns, die so wichtig für die Kommunikation von Nervenzellen ist, von verschiedenen Seiten an und unterstützen sich dabei gegenseitig, möglichst viel Schaden anzurichten.

Wie wir Alzheimer in den Griff bekommen

Die Alzheimer-Krankheit ist eine furchterregende Erkrankung, die bisher schicksalhaft und ohne Entrinnen zum Verfall der Persönlichkeit und zum Tod führt. Die Aussicht auf eine nahe Kontrolle über Alzheimer mag daher zunächst überraschend klingen. Allerdings ist in der Alzheimerforschung und in der Medizin seit einigen Jahren die Betrachtungsweise anders. Wichtig ist die Erkenntnis, dass Alzheimer wie jede andere Organerkrankung durch biologische Mechanismen ausgelöst wird und damit durch Prävention sowie durch Therapien, die gezielt auf die biologischen Gründe abzielen, angegangen werden kann.

DIE ANTIKÖRPER-WIRKUNG

Die Amyloid-Antikörper greifen in den Abbau-prozess der Zellen ein und könnten diesen stoppen. So funktioniert dieser Prozess.

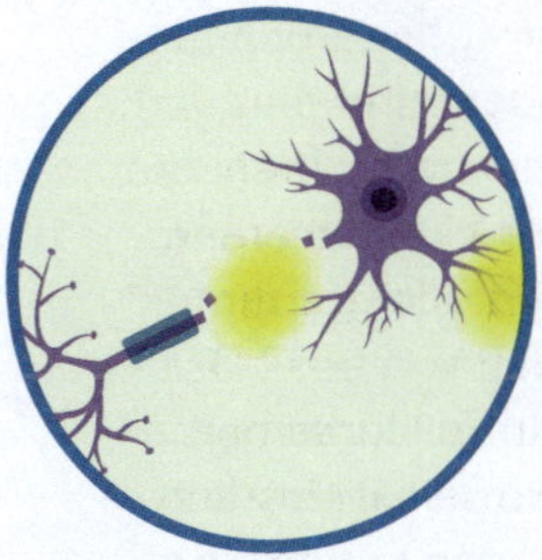

1 **Die Amyloid-Plaques** und ihre Vorläufer sammeln sich zwischen den Nervenzellen an, stören ihre Funktion und führen schließlich zu deren Absterben.

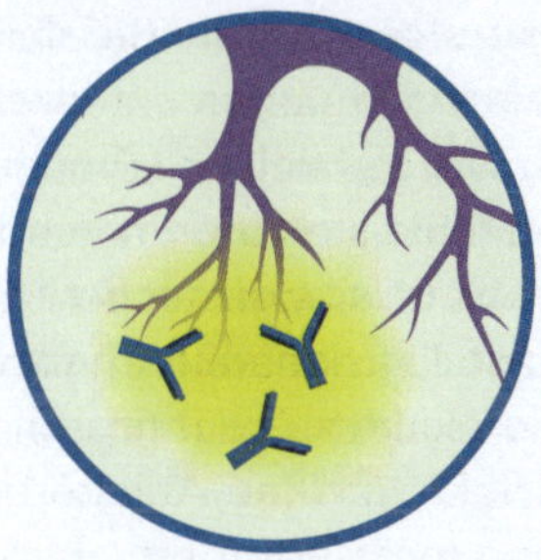

2 **Die Antikörper haften** sich an die Amyloide an und signalisieren dem Körper, dass diese zerstört und abtransportiert werden müssen.

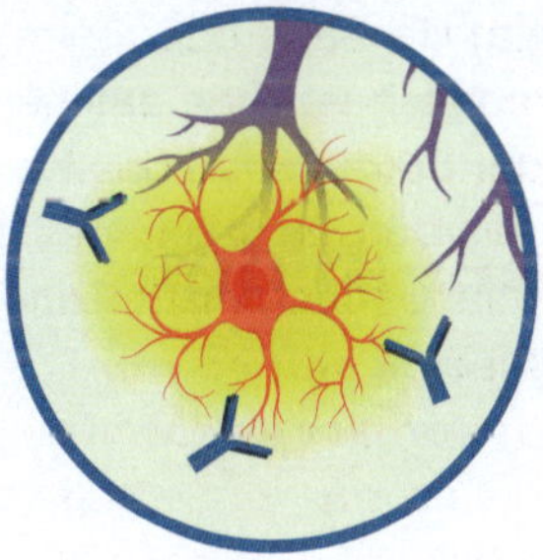

3 **Die informierten Immunzellen,** die sogenannten Mikrogliazellen, greifen die Amyloide an und zersetzen sie. Durch diesen Wirkmechanismus werden die Amyloid-Plaques abgeräumt und eine Neubildung verhindert.

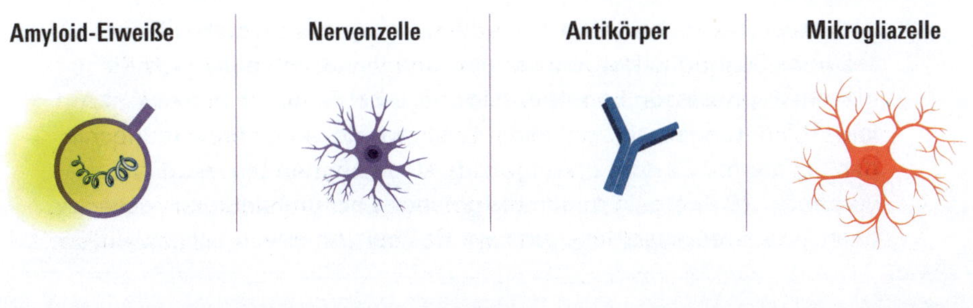

MEDIKAMENTE GEGEN ALZHEIMER: Seit Kurzem sind Medikamente zugelassen, die Alzheimer offensiv angehen. So gibt es Antikörper gegen das Amyloid-Protein, die es aus dem Gehirn entfernen und so den Verlauf der Erkrankung verlangsamen. Bald wird es auch Medikamente gegen das Tau-Protein und gegen entzündliche Mechanismen geben. Ein Medikament, das den Nervenzellstoffwechsel verbessert, ist ebenfalls in der Zulassungsüberprüfung.

Es wird Zeit, unseren Blick auf Alzheimer zu verändern und die Krankheit wie jede andere Organerkrankung auch zu betrachten. Sie hat biologische Ursachen, die sich beeinflussen und verlangsamen und vielleicht in der Zukunft sogar komplett stoppen oder gar umkehren lassen. Was bedeutet das für jeden Einzelnen von uns? Das Bewusstsein für die Gefahr dieser Erkrankung sollte Teil Ihres bewussten Umgangs mit Ihrer Gesundheit werden. So selbstverständlich, wie Sie sich um Prävention von Herzerkrankungen kümmern, sollten Sie sich um Prävention von Alzheimer kümmern. Frühdiagnostik ist aus dieser Sicht keine Belastung oder ein Schreckgespenst sondern eine Chance. Die Alzheimer-Forschung macht rasante Fortschritte. Es ist damit zu rechnen, dass der Nachweis von Amyloid- und Tau-Ablagerungen bald keine spezialisierte Untersuchung mehr erfordert, sondern schon beim Hausarzt oder beim Neurologen durch einen einfachen Bluttest möglich ist. Und das bereits zuverlässig im fünften bis zehnten Jahr der Erkrankung, das heißt, lange bevor Gedächtnisdefizite messbar werden. Spezielle digitale Testmethoden können zudem helfen, subtile Gedächtnisdefizite zu messen, die heute noch nicht gut messbar sind.

Alzheimer und Co vorbeugen

Alzheimerprävention sollte ab heute ein ganz selbstverständlicher Teil Ihrer Gesundheitsvorsorge sein. Und vieles von dem, was Sie in diesem Kapitel lesen konnten, trägt dazu bei. Von den ersten Amyloid-Ablagerungen bis zu diesem Beschwerdebild einer Demenz mit den bekannten Einschränkungen im Alltag können bis zu 20 Jahre vergehen. 20 Jahre, in denen die geistige Leistungsfähigkeit schleichend und stetig nachlässt und wir das als „Altersvergesslichkeit“

abtun. Die meisten Betroffenen gehen erst dann zum Arzt, wenn sie merken, dass ihre nachlassende Gedächtnisleistung sie im Alltag behindert. Meist befinden sie sich dann bereits in einem sogenannten prodromalen Stadium der Demenz, also in einer Vorläuferphase. Dieses Stadium bezeichnet man als „leichte kognitive Störung". Für diejenigen Patienten, die im Stadium der leichten kognitiven Störung zum Arzt gehen und die Alzheimer-Erkrankung haben (Amyloid- und Tau-Ablagerungen im Gehirn sind nachweisbar), gilt, dass 90 Prozent innerhalb von fünf Jahren eine Demenz entwickeln. Wenn man von einem 20-jährigen Verlauf der Alzheimer-Erkrankung bis zum Beginn der Demenz ausgeht, befinden sich diese Menschen im Jahr 15. Für diejenigen, die sich in den Jahren 0 bis 15 befinden, gilt, dass sie entweder gar keine Beschwerden haben oder subjektive Einbußen wahrnehmen und die Gedächtnisstörungen so subtil sind, dass sie sich mit aktuellen Verfahren der neuropsychologischen Diagnostik kaum messen lassen.

Eine verbesserte Früherkennung wird unsere Gesundheitssysteme zwar vor neue Herausforderungen stellen. Denn die Prävention für unsere Gehirngesundheit und eine entsprechende Risikoreduktion für geistige Einbußen benötigt eine Kombination aus Vorsorge im Bereich des eigenen Lebensstils und die Inanspruchnahme von neuen diagnostischen Möglichkeiten. Aber nur das kann künftig dafür sorgen, dass wir uns wesentlich länger unserer geistigen Fitness erfreuen können.

Nun sind Sie dran

Beginnen Sie damit, Ihr Gehirn wie ein Organ unter Organen zu betrachten. Wie Ihr Herz, Ihre Leber oder Nieren, muss auch Ihr Gehirn vor giftigen Substanzen, Stress, negativen Einflüssen unserer psychosozialen Umwelt und manchmal sogar vor medizinisch erforderlichen Maßnahmen geschützt werden. Kognitive Beeinträchtigungen wie Alzheimer oder Durchblutungsstörungen des Gehirns sind genauso organische Krankheiten wie Herzkrankheiten oder ein Diabetes. Das bedeutet auch, dass Sie Ihre Gehirngesundheit pflegen können. Und zwar sollten Sie frühzeitig gegen diese Erkrankungen etwas tun, zu einem Zeitpunkt, an dem Sie sich gesund fühlen und gar nicht den Eindruck haben, dass Sie betroffen sind. Das ist der Zeitpunkt, zu dem Sie aktiv werden sollten!

WIE KÖNNEN WIR UNSER GEHIRN OPTIMIEREN?

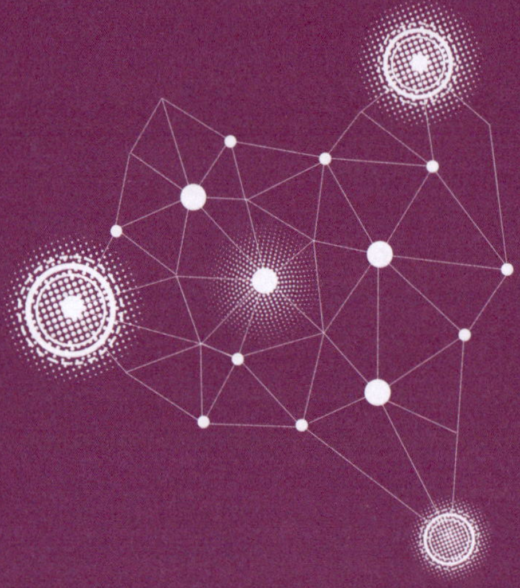

Nachdem wir uns bewusst sind, was unsere Gehirngesundheit bedroht, können wir auch besser prüfen, wo es Potenzial zur Optimierung gibt. Das hat vor allem mit Ihrem Lebensstil zu tun.

Die optimale Gehirnleistung definieren

Wenn wir einige Dinge berücksichtigen, kann unser Gehirn wirklich Unglaubliches leisten – und das auch noch mit 100 Jahren.

Kann unsere geistige Leistung unbegrenzt sein? Diese Frage begleitet die Hirnforschung seit Langem. Aber die Antwort darauf, muss leider „Nein, ist sie nicht" heißen. Wir haben im ersten Kapitel gesehen, dass unser Gehirn ein sehr komplexes Hochleistungsorgan ist. Scheinbar einfache kognitive Leistungen wie ein Restaurantbesuch setzen sich aus vielen komplexen Berechnungen zusammen, die in spezialisierten Hirnregionen durchgeführt werden. Kann man die Leistungsfähigkeit einer so komplexen Maschinerie verbessern? Zunächst scheint dies eine unlösbare Herausforderung zu sein. Nehmen wir etwa eine Rakete als Beispielbild. Um aus einer Rakete wesentlich mehr Leistung herauszuholen, reicht es im Regelfall nicht aus, eine einzelne Komponente, wie vielleicht den Antrieb, zu verbessern. Da sehr viele Teile ineinandergreifen und sich gegenseitig unterstützen, müssten viele andere Komponenten gleich mit optimiert und verbessert werden. So ähnlich kann man sich das im Gehirn auch vorstellen. Eine gleichzeitige Leistungsverbesserung vieler Hirnregionen und Hirnfunktionen ist ganz offensichtlich schwierig, wenn auch nicht gänzlich abwegig.

Allerdings sieht diese Betrachtung ganz anders aus, wenn es zu einer Fehlfunktion kommt. Hier kann schon ein Problem bei einer kleinen Komponente die gesamte Systemleistung beeinträchtigen. Eine beim Antrieb gestörte Treibstoffzufuhr etwa könnte die Leistung der Rakete als Ganzes empfindlich reduzieren. Hier würde es wiederum ausreichen, diese eine Komponente zu reparieren, um die Systemleistung insgesamt wieder zu verbessern. Gibt es ähnliche Zusammenhänge auch im Gehirn? Gibt es einzelne kritische Prozesse, die besonders störanfällig sind und die kognitive Leistungsfähigkeit des gesamten Gehirns beeinträchtigen können? Die Antwort hierauf ist leider auch nicht so einfach. Tatsächlich ist das Gehirn modular aufgebaut, das bedeutet, es besteht aus vielen auch weitgehend unabhängig voneinander arbeitenden Einheiten. Damit können Fehler bei einzelnen Prozessen per se nicht die gesamte kognitive Leistungsfähigkeit beeinträchtigen.

Eine Ausnahme ist das Bewusstsein. Eine Eintrübung des Bewusstseins, etwa bei einem Koma, wirkt sich naturgemäß auf alle kognitiven Prozesse aus. Mit Bewusstseinsstörungen wollen wir uns in diesem Buch aber nicht beschäftigen. Die Demenz hingegen ist ein wichtiges und bekanntes Beispiel dafür, dass eine globale und umfassende Einschränkung der geistigen Leistungsfähigkeit bei vollem Bewusstsein typischerweise dann auftritt, wenn sehr viele Gehirnareale gleichzeitig gestört sind. Bei der Demenz ist nicht eine einzelne kritische Funktion beeinträchtigt, sondern viele Systemkomponenten sind gleichzeitig betroffen.

Im Gehirn bedeutet also eine umfangreiche kognitive Funktionseinbuße im Regelfall eine umfassende Störung verschiedenster Hirnregionen. Gilt im Umkehrschluss, dass eine umfangreiche Funktionsverbesserung auch eine umfassende Leistungssteigerung in vielen Gehirnarealen gleichzeitig erfordert? Das will ich im Folgenden etwas genauer betrachten. Es geht dabei um nicht viel weniger als um die Frage, ob es möglich ist, ein Superhirn zu erlangen. Diese Frage mag wie Science-Fiction klingen. Sie werden aber sehen, dass hinter dieser eher hypothetischen Frage einige Prinzipien stecken, die praktisch von Bedeutung sein können, denn sie sorgen perspektivisch auch für eine wesentlich längere Leistungsfähigkeit Ihres Denkorgans.

Wesentlich alltagsnäher und daher relevanter als eine Verbesserung der gesamten Gehirnleistung ist die Frage, ob sich bestimmte Hirnfunktionen wie etwa Gedächtnis oder Aufmerksamkeit gezielt verbessern lassen. Bei dieser Frage geht es aber nicht darum, wie wir das Gehirn als Ganzes leistungsfähiger machen können. Vielmehr geht es darum, wie bestimmte Hirnareale gestärkt werden können. Tatsächlich ist es so, dass relevante Aspekte von Gedächtnis und Aufmerksamkeit mit ganz bestimmten und sehr genau umschriebenen Hirnarealen in Verbindung stehen. Wenn wir die Hirnareale identifizieren, die Funktionsstörungen etwa im Gedächtnis hervorrufen, können wir uns im Umkehrschluss mit der Frage beschäftigen, wie diese Areale dann in ihrer Funktion verbessert werden können.

Der IQ: Zeichen für optimale Gehirnauslastung?

Der Intelligenzquotient, kurz: IQ, zählt zu den modernen Mythen. Die Vorstellung, dass unsere Intelligenz messbar und mit einer simplen Zahl darstellbar ist, fasziniert und beängstigt Menschen gleichermaßen. Wenn mein IQ vergleichsweise niedrig ist: Bin ich dann dumm? Wenn er sehr hoch ist: Darf ich mich hochintelligent nennen? Seit jeher kursieren in Zeitschriften und im Internet unzählige Tests, um scheinbar genau das herauszufinden. Doch geht es wirklich um „dumm" oder „hochintelligent"?

Der IQ ist ein Maß für die kognitive Leistungsfähigkeit einer Person im Vergleich zur Durchschnittsbevölkerung. Er wird in der Regel durch standardisierte Tests ermittelt, die verschiedene Aspekte der Intelligenz bewerten. Dazu gehören logisches Denken, Problemlösungsfähigkeit, Sprachverständnis, Arbeitsgedächtnis, Verarbeitungsgeschwindigkeit. Der Durchschnittswert des IQ liegt per Definition bei 100, wobei eine Standardabweichung von 15 Punkten verwendet wird. Einen Wert zwischen 85 und 115 zeigen dabei 68 Prozent der Bevölkerung und einen solchen Wert würde man als im Normbereich definieren. Werte über oder unter diesem Durchschnitt spiegeln dementsprechend eine überdurchschnittliche oder unterdurchschnittliche kognitive Leistungsfähigkeit wider.

Der aufmerksame Leser wird festgestellt haben, dass die oben genannten Aspekte der Kognition, die in IQ-Tests erfasst werden, nicht direkt den Funktions- und Organisationsprinzipien des Gehirns entsprechen, die wir bereits betrachtet haben (siehe Seite 17). Das hat einen relativ einfachen Grund. IQ-Tests wurden nicht entwickelt, um einzelne Funktionsgebiete im Gehirn zu testen. Ziel war es vielmehr, die in unseren Gesellschaften und Kulturen relevante kognitive Leistung in ihrer Gesamtheit zu quantifizieren. Das Wissen um die detaillierte Organisation des Gehirns wurde dabei im Wesentlichen vernachlässigt und war zu dem Zeitpunkt, als IQ-Tests entwickelt worden sind, bei Weitem nicht so fortgeschritten wie heute und damit für die Tests nicht relevant.

IQ-Tests beschreiben also gesellschaftlich und kulturell ausgesuchte kognitive Fähigkeiten, lassen sich aber nicht bestimmten Hirnregionen zuordnen. Man unterscheidet dabei „fluide" und „kristalline" Intelligenz. Fluide Intelligenz betrifft die Fähigkeit, Probleme zu lösen, ohne auf bestehendes Wissen zurückzugreifen. Sie ist eng mit Verarbeitungsgeschwindigkeit und Arbeitsgedächtnis verbunden. Kristalline Intelligenz bezieht sich auf das Wissen und die Fähigkeiten, die durch Erfahrung und Bildung erworben wurden, wie Sprachkenntnisse, Faktenwissen oder soziale Kompetenz. Intuitiv kann man sich vorstellen, dass kristalline Intelligenz mit dem wachsenden Wissen und Erfahrungsschatz im Alter besser wird, fluide Intelligenz aber, vor allem durch eine Verlangsamung neuronaler Prozesse, mit dem Altern abnimmt.

EIN GANZ NATÜRLICHES AUF UND AB: Durch die Beobachtung von Entwicklungskurven über die Lebensspanne hinweg weiß man: Um Probleme flexibel und schnell zu lösen, ist die Jugend die richtige Zeit. Fluide Intelligenz erreicht ihren Höhepunkt in jungen Erwachsenenjahren und nimmt danach in der Regel langsam, aber stetig ab. Wissen und Erfahrung? Hier sind die Alten klar im Vorteil. Kristalline Intelligenz nimmt nämlich mit zunehmendem Alter zu.

Aber ist der IQ überhaupt das richtige Maß für die Frage, wie gut die Hirnfunktion ist? Die Antwort ist ein klares Jein. Natürlich nimmt der IQ ab, wenn die globale Hirnleistung zurückgeht, etwa bei einer Demenz. Aber wenn es um die Frage geht, ob wir durch eine Maßnahme die Hirnleistung in einer oder in mehreren Hirnregionen verbessern, ist der IQ als Maß viel zu ungenau, da keine direkte Beziehung zu den Möglichkeiten besteht, die für eine Verbesserung der Hirnleistung sorgen können.

Wie wir herausfinden, was unser Gehirn wirklich leisten kann

Was wäre ein alternatives Maß für die gesamte Leistungsfähigkeit des Gehirns? Idealerweise, würde man etwas heranziehen, das wie bei einem Systemcheck einer Rakete überprüft, ob die Funktion einzelner Komponenten intakt ist und welche Leistung diese entfalten können. Leider gibt es ein derartiges Maß für die kognitive Leistungsfähigkeit des Gehirns nicht. Der Grund ist, dass es eine große Schere zwischen unserem neurobiologischen Wissen über das

Gehirn und unserer klinischen Fähigkeit, passende Testverfahren zu entwickeln, gibt. Die überwiegende Mehrheit der Hirnleistungstests, die wir in der Klinik anwenden, sind zwar genauer als Intelligenztests, aber immer noch zu weit weg von der biologischen Organisation der Kognition. Diese Tests, oft etwas umständlich als „Neuropsychologische Testverfahren" beschrieben, messen nicht einzelne Bestandteile unserer Kognition, sondern vielmehr Leistungen, die vom Zusammenspiel mehrerer solcher Bestandteile abhängig sind. Trotz dieser Einschränkungen haben sich eine Reihe von neuropsychologischen Testverfahren in der Klinik etabliert, um zu erfassen, ob die Subsysteme der Kognition intakt sind. Beispiele sind etwa der CERAD oder der ADAS-Cog. Beim CERAD-Test (Consortium to Establish a Registry for Alzheimer's Disease) werden mit unterschiedlichen Aufgaben, wie zum Beispiel in den Funktionsbereichen Gedächtnis, Sprache, Aufmerksamkeit und visuell-räumliche Fähigkeiten, kognitive Defizite im Rahmen einer Alzheimer-Erkrankung konkret getestet. Beim ADAS-Cog. (Alzheimer's Disease Assessment Scale – Cognitive Subscale) geht es auch um den Zusammenhang mit Alzheimer und einer Beurteilung der Schwere von kognitiven Demenzsymptomen.

Diese neuropsychologischen Testverfahren sind allerdings als eine Art Systemcheck etabliert worden. Das heißt, sie wurden optimiert, um festzustellen, ob ein kognitives Subsystem, etwa das Gedächtnis, eine Funktionsstörung aufweist. Dementsprechend sind sie darauf ausgelegt, Abweichungen von der Norm zu finden, die nach unten ausschlagen. Positive Abweichungen, also eine im Wesentlichen verbesserte Leistung, werden nicht registriert. Schuld sind sogenannte Deckeneffekte. Die Tests sind so „einfach", dass man nicht mehr Punkte erhält, auch wenn man dazu kognitiv in der Lage wäre. Als „Systemcheck" sind diese Testverfahren so einfach gehalten, dass im Normalfall eine sehr hohe oder sogar die volle Punktzahl erreicht wird. Wer kognitiv das Potenzial besitzt, noch besser zu sein, kann dies hier nicht zeigen. Hier ist der IQ anders: Er hat keinen relevanten Deckeneffekt nach oben, dafür ist er leider eben klinisch wenig relevant.

Für diejenigen, deren Gehirn normal oder hochnormal funktioniert und die es weiter optimieren wollen, gibt es somit keine passenden etablierten Testverfahren, außer einigen sehr experimentellen Methoden, die in Forschungszentren entwickelt werden, aber nicht breit zugänglich sind. Hier macht sich die Schere zwischen Hirnforschung und Testentwicklung bisher noch voll bemerkbar.

DIE LOCI-METHODE – BEWÄHRT SEIT DER ANTIKE

Es ist eine effektive Mnemotechnik, um sich Informationen wie die Planeten unseres Sonnensystems oder andere Fakten besser zu merken.

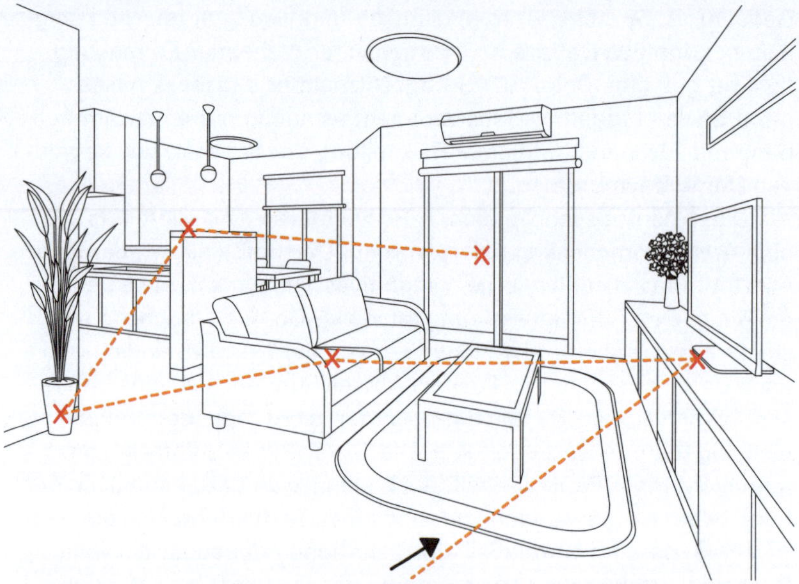

1 AUSWAHL DES ORTES UND DER ANKERPUNKTE: Wählen Sie einen Ort aus, den Sie gut kennen. Dieser Ort kann real sein, Ihr Wohnzimmer, Ihr Garten oder der Weg zur Arbeit. Er kann aber auch nur fiktiv in Ihrer Vorstellung existieren. Wichtig ist, dass er Ihnen wirklich gut vertraut ist. Bestimmen Sie dann markante Punkte oder Gegenstände an diesem Ort, die als sogenannte Ankerpunkte für die Informationen entlang Ihrer Lernroute dienen können.

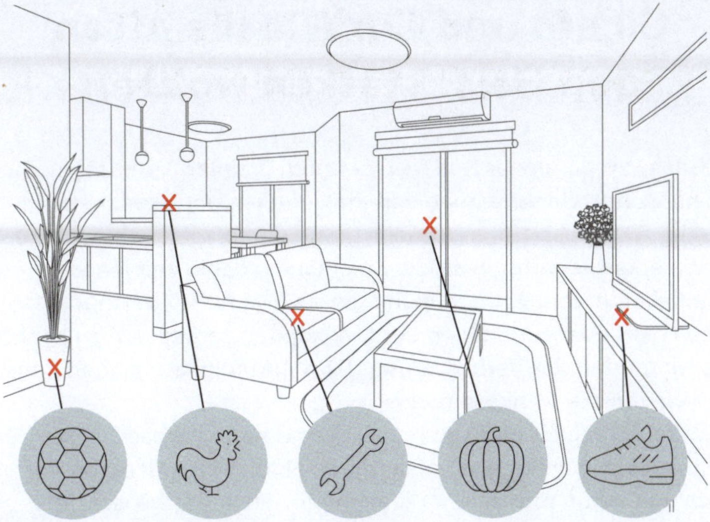

2 ZUORDNUNG DER INFORMATIONEN: Ordnen Sie nun jedem Ankerpunkt eine spezifische Information zu. Es kann hilfreich sein, wenn die Informationen und die Ankerpunkte eine gewisse Ähnlichkeit oder einen Bezug zueinander haben. Sie können die Informationen und die Ankerpunkte zusätzlich auch mit einer kleinen Geschichte verknüpfen.

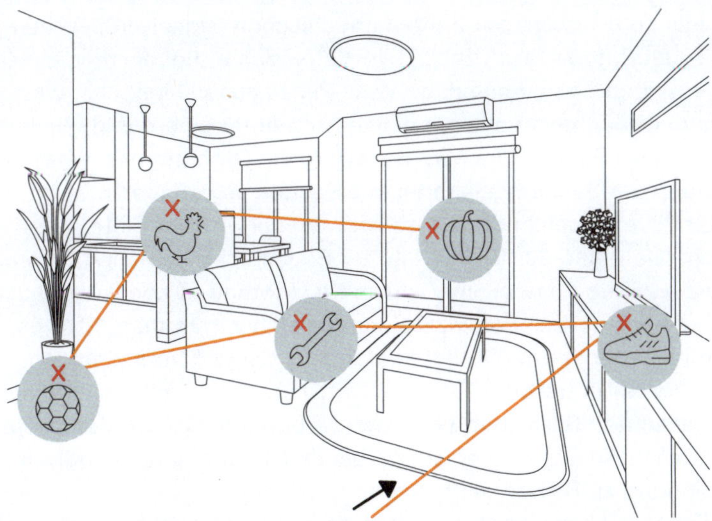

3 WIEDERHOLUNG DER LERNROUTE: Gehen Sie die Route in Gedanken immer wieder ab und rufen Sie die verknüpften Informationen an den jeweiligen Ankerpunkten ab. Durch die regelmäßige Wiederholung prägt sich das Gelernte besser ein. Wenn Sie nun die Informationen benötigen, müssen Sie nur noch Ihre festgelegte Route im Geist durchgehen.

Cicero und Co: Wie die Alten den Geist stärken wollten

Die Frage, ob wir unser Gedächtnis durch Training verbessern können, hat schon Generationen von Philosophen und Forschern beschäftigt. Die Aussicht, sich mehr Dinge und diese auch noch genauer merken zu können als zuvor, erschien dabei seit jeher als Zukunftsversprechen, um anhand dieses „Mehr" an verfügbarem Wissen die Lebensumstände der Menschheit verbessern zu können. Viele Methoden der Verbesserung der Merkfähigkeit reichen dabei sogar weit in die Antike zurück.

Marcus Tullius Cicero etwa war sehr daran interessiert, sein Gedächtnis so zu verbessern, dass seine Fähigkeit zur Rede besser würde. Für einen römischen Staatsmann, Anwalt, Philosophen, Schriftsteller und Redner, sicher eine der einflussreichsten Figuren der römischen Geschichte, ist dieses Interesse verständlich. In seiner Abhandlung „De oratore" schreibt er: „Auch muss man das Gedächtnis üben durch wörtliches Auswendiglernen von möglichst vielen eigenen und fremden Schriftstellern." Um seine Gedächtnisleistung zu verbessern, bezog er sich auf eine Methode des Simonides aus Keos, einem berühmten griechischen Lyriker und Dichter des 5. Jahrhunderts v. Chr.: „Es müssten daher die, die dieses Geistesvermögen üben wollten, gewisse Plätze auswählen, das, was man im Gedächtnis behalten wollte, sich unter einem Bild vorstellen und in diese Plätze einreihen. So würde die Ordnung der Plätze die Ordnung der Sachen bewahren; die Sachen selbst aber würden durch Bilder bezeichnet, und so könnten wir uns der Plätze statt der Wachstafeln und der Bilder statt der Buchstaben bedienen." Damit ist die auch heute noch sehr bekannte „Method of Loci" oder auch Loci-Methode beschrieben. Sie werden sicher erkennen, dass es auch hier wieder um die Verknüpfungen, also die Vernetzungen, geht, die wir in unserem Gehirn herstellen: Neue Lerninhalte werden mit bekannten Bildern und Räumen verbunden. Wir werden später noch einen Ansatz kennenlernen, bei dem es um eine biologische Verbindung zu Farben geht.

Die Loci-Methode ist zunächst einmal eine Strategie, sich Gedächtnisinhalte durch stärkere Verknüpfung besser einzuprägen. Aber steigert das wirklich die tatsächliche Kapazität im Gedächtnis? Ist das biologisch überhaupt möglich? Nun, hier sind die Meinungen auch heute noch gespalten. Der amerikanische Philosoph und berühmte Gedächtnisforscher William James, der auch als einer der Begründer einer biologisch orientierten kognitiven Psychologie betrachtet werden kann, hatte dazu eine ganz klare Meinung: absolut unmöglich. Die Kapazität des menschlichen Gedächtnisses sei biologisch festgelegt und könne nicht gesteigert werden. In seiner berühmten Abhandlung „Principles of Psychology" sagt er dazu: „All improvements in memory consists, then, in the improvement of one's habitual methods of recording facts." (Übersetzt: Alle Verbesserungen des Gedächtnisses bestehen also in der Verbesserung der gewohnten Methoden, Tatsachen zu erfassen.)

Er war der festen Überzeugung, dass jegliche Gedächtnisverbesserung, die erreichbar ist, lediglich auf eine zuerst verbesserte Aufzeichnung der zu erinnernden Fakten zurückzuführen ist. Hier bezieht er sich auf eine verbesserte Aufmerksamkeit und stärkere kognitive und willentliche Verknüpfung im Sinne einer Strategie, wie sie Cicero vor ihm beschrieben hat.

Das Wachstum neuer Nervenzellen fördern

Die Neuronen des Hippocampus können bis ins hohe Alter wachsen. Für Ihr Gedächtnis ist das entscheidend.

Bedeutet William James' Ansicht, dass sich das Gedächtnis wirklich nicht biologisch verbessern lässt? Nun, über ein Jahrhundert Forschung später sind wir tatsächlich etwas weiter. Heute gibt es durchaus Ansätze, die Kapazität des Gedächtnisses biologisch zu steigern. Viele dieser Ansätze sind noch im Forschungsstadium, andere sind schon teilweise empirisch belegt. Einen sehr wichtigen Ansatz, der auch in Kapitel 5 eine Hauptrolle spielt, wollen wir uns im Folgenden näher anschauen. Er speist sich aus der Fähigkeit des Hippocampus, des zentralen Schaltorgans des episodischen Gedächtnisses (siehe Seite 24), über die gesamte Lebensspanne hinweg neue Neuronen zu generieren. Dieser Prozess wird als Neurogenese bezeichnet.

Jedes Erlebnis ist ein neues Erlebnis

Heute wird angenommen, dass die Neurogenese im Hippocampus einen bestimmten Aspekt des episodischen Gedächtnisses verbessert, nämlich den der Präzision. Wie bereits erläutert, speichert das episodische Gedächtnis unsere persönlichen Erinnerungen und Erlebnisse ab. Es unterscheidet sich darin vom semantischen Gedächtnis, welches die Fakten sammelt. Sie werden sich fragen, warum unser Gehirn unterschiedliche Subsysteme für Fakten und Erlebnisse aufweist. Tatsächlich ist das biologisch sehr sinnvoll.

Persönliche Erlebnisse wie ein Restaurantbesuch für einen bestimmten Anlass, zum Beispiel ein besonderes Rendezvous, sind einmalige Ereignisse. Ihre Einmaligkeit macht sie besonders. Durch die Einmaligkeit sind sie auch mit einem bestimmten Ort, einer bestimmten Zeit und einer bestimmten persönlichen Bedeutung gekoppelt. Diese einmaligen Umstände des Erlebten bezeichnen wir auch als Kontext. Persönliche Erlebnisse sind einmalig und an einen definierten Kontext gebunden. Unser episodisches Gedächtnis ist darauf spezialisiert, einmalige Erlebnisse mit einem einmaligen Kontext sofort zu speichern. Im Fachjargon heißt das „One-trial memory“. Erlebnisse finden einmal statt und werden sofort eingeprägt. Das episodische Gedächtnis ist ein beeindruckend schnelles Gedächtnis. Ein Wunderwerk der Biologie.

Bei Fakten ist es ganz anders. Fakten, dazu gehört auch eine neue Sprache, lernen wir durch Wiederholungen. Diese Wiederholungen finden naturgemäß zu unterschiedlichen Zeiten und oft auch an unterschiedlichen Orten statt (bei der Arbeit, im Unterricht, zu Hause). Das bedeutet, dass beim Faktenlernen, die Wiederholung in unterschiedlichen Kontexten stattfindet. Unser semantisches Gedächtnis ist darauf spezialisiert, die Inhalte von Wiederholungen aus sehr verschiedenen Kontexten herauszuarbeiten und zusammenzufügen. Diese Art der Gedächtnisentstehung ist nicht One-trial memory, sondern das genaue Gegenteil, sie ist langsam und aufeinander aufbauend.

Da das episodische Gedächtnis einmalige Erlebnisse sofort abspeichert, gelangen im Prinzip nur Inhalte hinein, die per Definition „neu" sind. Unser Leben gleicht eben nicht dem Film „Und täglich grüßt das Murmeltier". Erlebnisse lassen sich nicht exakt wiederholen. Auch wenn wir nochmals in das gleiche Restaurant gehen und das identische Essen bestellen, ist es ein neues Erlebnis. Neuheit und episodisches Gedächtnis sind eng miteinander verknüpfte Konzepte. Der Hippocampus, der darauf spezialisiert ist, episodisches Gedächtnis zu ermöglichen, reagiert besonders stark auf Neuheit. In der Gedächtnisforschung wird er daher auch oft als „Neuheitsdetektor" bezeichnet. Das klingt erst mal simpel. Aber es ist alles andere als das. Denn außer im Kleinkindalter sind die meisten unserer Erlebnisse Variationen von zuvor Bekanntem. Wir werden im Alltag meist nicht von unerwarteten und völlig unbekannten Ereignissen überrascht, oder wann haben Sie zuletzt eine Alienlandung miterlebt? Die Neuheit, die wir täglich erleben, ist oft „subtil", eher unterschwellig. Es ist ähnlich wie am Tag zuvor, aber eben etwas anders. Hier steht der Hippocampus vor der Herausforderung, subtile Unterschiede des Erlebten zu früheren Erlebnissen zu registrieren und so die Neuheit im Alltag „herauszuarbeiten".

Dafür steht ihm ein ausgeklügelter Mechanismus zur Verfügung: die „Mustertrennung". Im Hippocampus gibt es eine kleine Region, Gyrus dentatus genannt, die ähnliche Informationen sehr klar voneinander trennen kann. Stellen Sie sich vor, Sie sortieren Ihre Socken. Sie haben Socken, die Sie zum Beispiel mit einem Anzug oder einem Kostüm tragen. Dann haben Sie aber auch gänzlich andere Socken, mit denen Sie Sport treiben. Normalerweise würden Sie die Sportsocken in ein Fach sortieren und die Anzug- oder Kostümsocken in ein anderes Fach. Der Gyrus dentatus macht das anders. Er sortiert auch die sehr ähnlichen Anzug- oder Kostümsocken in unterschiedliche Fächer, gewissermaßen pro Anzug oder Kostüm ein Sockenpaar. Er betreibt also sehr viel Aufwand, um relativ ähnliche Dinge zu trennen.

Im Alltag ist das unheimlich wichtig, damit wir überhaupt in der Lage sind, uns im Leben zu orientieren. So erlaubt der Gyrus dentatus uns, Erlebnisse in einem Supermarkt von denen in einem anderen Supermarkt zu trennen. Wenn wir unser Auto auf dem Parkplatz vor dem Restaurant wiederfinden wollen, ist es der Gyrus dentatus,

NEUE NEURONEN AUCH FÜR ALTE GEHIRNE

Sie können das Wachstum der Nervenzellen in Ihrem Gehirn aktiv unterstützen. Erfahren Sie wie und nutzen Sie das Buch!

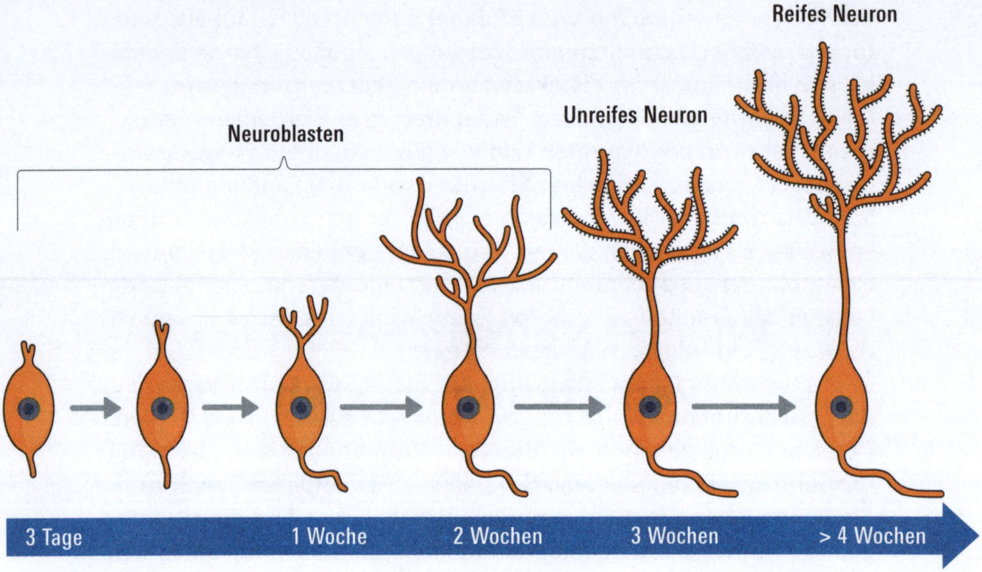

EINE ZARTE PFLANZE

Die Neurogenese ist ein Prozess, bei dem neue Neuronen oder Nervenzellen entstehen. Im Hippocampus ist das sogar das ganze Leben lang möglich. Dieses Wachstum der ausgesprochen zarten Neuronen kann man aktiv unterstützen.

IMMER WIEDER NEUES

Sie können viel tun, um die Neurogenese positiv zu beeinflussen: Geistige Stimulation über Neuheit scheint eine besondere Rolle dabei zu spielen. Aber vor allem ist es der Sport, der ein reges Wachstum fördert.

→ Siehe ab Seite 137

CORTISOL SENKEN

Stress, vor allem chronischer Stress, hemmt den Wachstumsprozess. Das liegt vor allem an der negativen Wirkung des beim Stress erhöhten Cortisolspiegels. Sie können aber viel tun, um Ihren Stress zu reduzieren.

→ Siehe Seite 134

der den heutigen Parkplatz im Gedächtnis von den früheren Parkplätzen trennt. Wenn wir morgens in den Spiegel schauen, erlaubt der Gyrus dentatus, kleinste Unterschiede zu registrieren und als neu abzuspeichern. Dieser erst einmal kompliziert anmutende Prozess, ermöglicht Ihnen aber auch, den Gyrus dentatus und den Hippocampus zu trainieren. Sie ahnen vielleicht schon, welche Bedeutung dem Neuen in Ihrem Leben dabei zukommt.

MIT ZÄHNEN: Der Gyrus dentatus (von dem lateinischen gyrus = Kreis, dentes = Zähne) hat seinen Namen von seinem gezahnten Aussehen, das durch zahlreiche Kerben und Erhebungen an seiner Oberfläche entsteht. Er liegt tief im Temporallappen und ist Teil der sogenannten Hippocampus-Formation, die auch als das Seepferdchen des Gehirns bezeichnet wird. Der Gyrus dentatus befindet sich am medialen Rand des Hippocampus und dient als Eingangsstation für die sensorischen Informationen.

Wie per Neurogenese neue Vernetzung entsteht

Um eine immer feinere Unterscheidung zu ermöglichen, braucht der Gyrus dentatus einen kontinuierlichen Nachschub an neuen Nervenzellen. Nun werden im Gehirn eigentlich keine neuen Nervenzellen produziert. Wir müssen mit denen auskommen, die wir bei der Geburt erhalten haben. Tatsächlich ist mittlerweile klar, dass der Hippocampus hier mit dem Gyrus dentatus eine Ausnahme bildet. Die Hirnforschung wurde in den letzten 20 Jahren durch die Erkenntnis auf den Kopf gestellt, dass im Hippocampus über die gesamte Lebensspanne hinweg neue Nervenzellen entstehen können. Es ist diese Neurogenese, die die Mustertrennung im Hippocampus über die gesamte Lebensspanne des Menschen ermöglicht, ohne dass es hier zu einer „Überfüllung" kommt. Es ist immer wieder neuer Platz da, um neue Socken in getrennte Schubladen zu sortieren. Doch wie können Sie diese Sortierfunktion so trainieren, dass sich Ihre Gedächtnisleistung spürbar verbessert? Tatsächlich gibt es eine Reihe von Faktoren, die Neurogenese positiv beeinflussen. Dazu gehört vor allem Sport. Regelmäßiger Sport fördert die Neurogenese im Hippocampus (mehr dazu ab Seite 137). Aber auch geistige Stimulation scheint wichtig zu sein. Aktivitäten, die das Gehirn fordern, unterstützen die Bildung neuer Nervenzellen. Insbesondere die Stimulation durch Neuheit ist ein entscheidender Faktor. Wer sein Leben kontinuierlich in den eigenen vier Wänden verbringt, wird eine geringere Neurogenese haben als jemand, der stets neugierig ist und neue Umgebungen erkundet. Idealerweise kombiniert man Sport und Erkundung von Neuem, indem man etwa zu Fuß eine neue Stadt erkundet, auf einen Outdoor-Trip geht oder eine Bergwanderung in immer neuen Gebieten macht (siehe Seite 142). Doch es ist nicht nur der Sport oder das Neue. Auch soziale Interaktionen und stressfreie Umgebungen begünstigen das Wachstum neuer Neuronen. Gehen Sie aus, treffen Sie sich mit Freunden, führen interessante Unterhaltungen über viele verschiedene Themen und versuchen Sie gleichzeitig, sich Ihre Rückzugsräume zu schaffen, in denen der Alltagsstress möglichst außen vor bleibt.

SIE KÖNNEN SICH SOGAR SCHLAU ESSEN: Die Neurogenese ist ein biochemisch und physiologisch sehr komplexer Vorgang, der eine Reihe von speziellen „Baustoffen" erfordert, zu denen etwa Omega-3-Fettsäuren und Flavonoide gehören. Eine gesunde Ernährung mit Omega-3-Fettsäuren (zum Beispiel von Fisch und Meeresfrüchten), Flavonoiden (zum Beispiel aus dunkler Schokolade und Blaubeeren) und Antioxidantien (aus Gemüse und Obst, Hülsenfrüchten) kann die Neurogenese zusätzlich fördern.

Leider gibt es auch negative Einflüsse, die man möglichst reduzieren sollte: Chronischer Stress und der damit einhergehende erhöhte Cortisolspiegel hemmen die Neurogenese im Hippocampus. Übermäßiger Alkoholgenuss ebenfalls. Ob das Alter zu den negativen Einflüssen gehört, ist nicht sicher. Zwar wird angenommen, dass die Neurogenese sich verlangsamt, je älter wir werden, doch gibt es einige Hinweise darauf, dass sie nicht vollständig zum Erliegen kommt. Soll heißen: Gerade auch für ältere Menschen sind soziale Aktivitäten und gesunde Ernährung wichtige Bestandteile einer höheren geistigen Fitness.

Die Entdeckung der Neurogenese beim erwachsenen Menschen liegt erst etwa 20 Jahre zurück, sie wird daher immer noch intensiv erforscht. Schon jetzt hat diese Entdeckung jedoch neben der Möglichkeit, den eigenen Geist zu trainieren, weitreichende Folgen für die Medizin und Neurowissenschaften. Dies betrifft die Therapie von neurodegenerativen Erkrankungen (zum Beispiel Alzheimer oder Parkinson), die Rehabilitation nach Hirnverletzungen und die Behandlung von Depressionen durch Förderung der Neurogenese. All diese Dinge sorgen ebenfalls für eine verbesserte Leistung des Gehirns.

Was neu ist, ist gut

Wie bereits erwähnt, wird die Neurogenese nicht zuletzt durch verstärkte soziale Aktivitäten gefördert. Wer viel unterwegs ist, sich mit immer neuen Menschen umgibt, ist in der Regel auch offen für neue Informationen und Entwicklungen. Gerade das ist ein Faktor, der als Turbo der Neurogenese angesehen werden kann. Generell können Lebewesen unterschiedliche Vorlieben an den Tag legen, wie sie mit Veränderungen umgehen. Manche Spezies, wie etwa Gorillas, verbleiben lieber im gewohnten Trott. Andere Spezies, Bonobos beispielsweise, sind sehr neugierig und erforschen gern neue Dinge und Umgebungen. Neurobiologisch sprechen wir hier von Explorations- versus Exploitationspräferenz. Es geht dabei um die Frage, ob die Vorteile einer bekannten Umgebung attraktiver sind (Exploitation) oder die potenziell besseren Aspekte einer neuen Umgebung uns motivieren, das Bekannte zu verlassen (Exploration). Menschen neigen oft zu einem sogenannten Explorationsbias, das bedeutet: Sie investieren sehr viel Energie, um Neues zu erkunden, auch wenn die zu erwartende Belohnung unbekannt oder eher gering ist – ein Beispiel dafür ist der Drang zur Besiedlung des Mars. Dabei nehmen wir oft immense Gefahren auf uns. Dieser „Ruf des Unbekannten" ist derart stark, dass für uns das zu Entdeckende selbst den Charakter einer Belohnung aufweist.

Tatsächlich ist das mittlerweile neurobiologisch gezeigt worden. Wenn Probanden neue Bilder betrachten, wird ihr Belohnungszentrum aktiviert (siehe Seite 141). Welche Rolle spielt das für das Gedächtnis? Zum einen motiviert unbekanntes Neuland uns dazu, Risiken auf uns zu nehmen und Anstrengungen zu unternehmen, um diese unerforschten Gefilde zu erkunden. Die damit assoziierte

Bewegungssteigerung und Anstrengung stimuliert die Neurogenese. Biologisch scheint die Möglichkeit, dass wir dabei eine Belohnung finden, die potenziellen Risiken zu überwiegen. Neben diesem motivierenden Aspekt kommt es auch zu einem direkten biologischen Effekt: Durch das Gewinnen neuer Erkenntnisse wird das Belohnungshormon Dopamin ausgeschüttet und gelangt so in den Hippocampus. Dort kann es die durch den Gyrus dentatus geformten neuen Gedächtnisspuren festigen und wirkt so gegen das langfristige Vergessen.

Warum wir auch vergessen müssen

Das Vergessen hat eine wichtige Funktion. Denn wer nie etwas vergessen würde, kann sich irgendwann nicht mehr organisieren.

Sie haben bisher viel darüber gelesen, wie es möglich sein könnte, Ihre Gedächtnisleistung zu fördern, sodass Sie sich noch mehr merken können. Aber stellen Sie sich vor, Sie würden sich an alles erinnern, was Ihnen jemals in den Kopf gelangt ist. Immer und überall. Genau das war der Fall bei Solomon Shereshevsky. Der russische Neuropsychologe Alexander Luria schrieb ein Buch über diese faszinierende Persönlichkeit. In „The Mind of a Mnemonist" (dt. „Ein kleiner Buchstabe und ein großer Geist: Das Gedächtnis eines Mnemonisten") beschrieb Luria Shereshevsky als einen Journalisten mit der außergewöhnlichen Fähigkeit, sich fast unbegrenzt viele Informationen zu merken. Shereshevsky hatte ein phänomenales fotografisches Gedächtnis, das es ihm ermöglichte, sich an jede Information zu erinnern, die er jemals gehört oder gesehen hatte. Er konnte sich an Listen von Wörtern, Zahlen oder Daten auch nach Jahrzehnten noch vollständig korrekt erinnern. Möglich war das durch die Fähigkeit zur Synästhesie, einer neurologischen Bedingung, bei der verschiedene eigentlich getrennte Sinne miteinander verbunden sind. Beispielsweise nahm er Wörter nicht nur als Laute wahr, sondern als eine Kombination aus Bildern, Farben, Texturen und sogar Geschmäckern. Luria folgerte, dass diese sensorischen Assoziationen Shereshevsky halfen, komplexe Informationen zu organisieren und zu speichern.

Speichern oder doch besser vergessen?

Luria forschte jedoch weiter und beobachtete, dass das Gedächtnis normalerweise nicht nur von der Fähigkeit abhängt, Informationen zu speichern, sondern auch von der Fähigkeit, irrelevante oder überflüssige Informationen zu löschen – etwas, das Solomon Shereshevsky nicht konnte. Während Shereshevskys Gedächtnis außergewöhnlich war, zeigte sein Leben, dass ein außergewöhnliches Gedächtnis nicht ausreicht, um erfolgreich mit den Herausforderungen des Alltags umzugehen. Denn Shereshevsky hatte Probleme, sein Gedächtnis sinnvoll und zielstrebig einzusetzen, und fühlte sich wiederum durch die mannigfaltigen komplexen Herausforderungen des Lebens überfordert. Sein Fall zeigt somit die Bedeutung auf, die ein ausgewogenes kognitives System hat, das sowohl speichern als auch vergessen kann.

Hyperthymesie ist ein seltenes, aber für die Gedächtnisforschung faszinierendes Phänomen, bei dem die „Betroffenen" sich an nahezu jedes Erlebnis der letzten Jahre sehr präzise erinnern können. Auf die Frage: „Was haben sie am 11. Oktober 2023 gemacht?" könnte eine Person mit Hyperthymesie eine genaue und detaillierte Beschreibung geben. Betroffene können sich an jeden einzelnen Tag in ihrem Leben erinnern. Aber wie bei Shereshevsky scheint diese Gabe eher Fluch als Segen zu sein und die Betroffenen fühlen sich durch ihr unaufhörlich erinnerndes Gedächtnis oft belastet. Sie können die Vergangenheit nicht loslassen und haben Probleme, sich auf aktuelle Herausforderungen zu fokussieren. Die biologische Bedeutung des Vergessens wird aus dieser Perspektive sehr deutlich. Wenn es um negative Erinnerungen geht, sollten wir genau so viel erinnern, dass wir derartige Erfahrungen in der Zukunft vermeiden können, aber eben nicht so viel, dass wir in der ständigen Belastung des exakten Wiedererlebens gefangen sind, wie etwa bei der Posttraumatischen Belastungsstörung, PTBS.

WENN DIE VERGANGENHEIT IMMER WIEDERKEHRT: Die Posttraumatische Belastungsstörung, PTBS, ist nicht zuletzt durch die verstärkten Einsätze von Soldaten in kriegerischen Auseinandersetzungen stark in den Fokus gerückt. Sie kann aber auch in jedem anderen Zusammenhang mit traumatischen Erlebnissen erscheinen. Betroffene erleben die auslösenden Erlebnisse, etwa in Flashbacks, immer wieder und entwickeln Vermeidungsstrategien sowie Ängste.

Bei einer positiven Erfahrung gilt aber das Gleiche. Wenn wir die Erinnerung an einen Liebesakt exakt wiedererleben würden, würde die Menschheit schnell aussterben. Wir würden einfach nur dasitzen und in unseren Erinnerungen schwelgen. Mit dem Gedächtnis, mit dem wir ausgestattet sind, hingegen erinnern wir gerade so viel, dass wir nach einer Wiederholung streben, gleichzeitig aber so wenig, dass die Erinnerung per se nicht ausreicht. Insofern ist unser episodisches Gedächtnis wie eine Art Kino-Trailer: Es teasert an, aber es ersetzt nicht das Erlebte.

Cicero erwähnt in seinem Buch „De oratore" Folgendes von dem Griechen Themistokles aus Athen: Er habe unglaublich große Klugheit und Geisteskraft besessen. Dann sei einst ein gelehrter und hochgebildeter Mann zu ihm gekommen und habe sich erboten, ihn die Gedächtniskunst, eine damals eben erst gemachte Entdeckung, zu lehren. Als Themistokles ihn nun fragte, was jene Kunst leisten könne, sagte dieser Lehrmeister, dass man alles im Gedächtnis behalten könne. Hierauf, erwiderte Themistokles, er würde ihm einen größeren Gefallen tun, wenn er ihn die Kunst lehre, alles, was er wolle, zu vergessen, als es im Gedächtnis zu bewahren.

Das beschreibt doch sehr gut, dass eher nicht unser Ziel sein sollte, nie wieder etwas zu vergessen. Wir wären hoffnungslos überfordert mit der Organisation all des angesammelten Wissens und könnten es nicht zielführend anwenden. Wir müssen vergessen, und unser Körper weiß das auch. Deshalb hat er Prozesse zur Verfügung, mit denen überschüssige Informationen aus unserem Gehirn gelöscht werden können.

Fitter Geist bis 100 – Wie geht das?

Die Verknüpfung und Zusammenarbeit der Hirnregionen sind die Turbos für die nachhaltige Steigerung unserer Gehirnleistung.

Der Begriff Optimierung ist im Zusammenhang mit unserer Gehirnleistung sehr weit gefasst. Er beinhaltet die Möglichkeit, dass jemand mit für die eigene Altersgruppe völlig normalen kognitiven Funktionen das kognitive Potenzial des eigenen Gehirns noch besser ausschöpfen kann und so über das Normale hinaus besser wird. Eine weitere Bedeutung ist das langfristige Aufrechterhalten einer normalen Funktionsfähigkeit. Hier beschreibt Optimierung das Verhindern eines altersbedingten Nachlassens der Kognition. Eine dritte Möglichkeit ist die Erlangung einer normalen Funktionsfähigkeit für den Fall, dass die Gesamtleistung, etwa aufgrund einer Störung, unterhalb der Altersnorm liegt. Letztere war bereits Thema in den Abschnitten über Demenz und Alzheimer. Schauen wir uns die erste Möglichkeit genauer an, da sie das Thema des „Fitten Geistes" besonders berührt.

Wie kann man ein gut funktionierendes Gehirn noch weiter optimieren und in seiner Leistungsfähigkeit steigern? Wie könnte ein solches Superhirn aussehen? Das Nachdenken über diese Frage führt uns zu einigen interessanten Erkenntnissen. Bei der Betrachtung dieser Frage müssen wir als Erstes die biologischen Grenzbedingungen bestimmen. Diese sind zunächst einmal ganz banal durch Platzmangel vorgegeben: Der knöcherne Schädel ist eine physikalische Limitierung für das Wachstum des Gehirns. Eine unbegrenzte Zunahme der Anzahl von Nervenzellen und Faserverbindungen steht uns somit nicht zur Verfügung, um ein Superhirn zu bekommen. Tatsächlich bleibt die Anzahl der Nervenzellen im Erwachsenenalter weitgehend konstant und wird nur durch Verlust verändert. Bis auf die beschriebene Ausnahme der Neurogenese im

Hippocampus kommen keine weiteren Nervenzellen hinzu. Wenn wir nun darüber nachdenken, wie ein Superhirn erreicht werden könnte, dann unter der Bedingung, dass wir die Leistungsfähigkeit des Gehirns wesentlich steigern, ohne dass zusätzliche Nervenzellen und deren Verbindungen hinzukommen.

Warum der Fall Shereshevsky wichtig ist

Was zeigt uns der beschriebene Fall von Solomon Shereshevsky? Eine außergewöhnliche Verknüpfung und intensive Verbindung von spezialisierten Subsystemen wie dem Gedächtnis mit anderen Subsystemen wie der Sinneswahrnehmung kann zu einer beträchtlichen Leistungssteigerung der Merkfähigkeit führen. Gibt es andere Daten, die diesen Zusammenhang unterstützen? Die gibt es, sie kommen von den sehr seltenen Fällen von Personen mit der bereits erwähnten Hyperthymesie, die in Hirnforschungszentren erforscht werden konnten.

Der berühmte Hirnforscher John Cahill von der University of California in Irvine hat eine derartige Person untersucht. Diese Dame hatte ein erstaunliches kalendarisches episodisches Gedächtnis, sie konnte sich an alle Details ihrer Erlebnisse aus allen Kalendertagen der letzten Jahre erinnern. Wenn ich Sie fragen würde, was Sie am 19. Juli 2022 gemacht haben, werden Sie wahrscheinlich etwas ratlos sein und keine detaillierte Antwort geben können. Die von Cahill untersuchte Dame konnte dazu eine sehr genaue und tatsächlich überprüfbare Antwort geben. In der Hirnforschung war daraufhin natürlich die Neugier sehr groß, ob Personen mit Hyperthymesie besonders große Gedächtnisregionen haben. Ist also ihr Schläfenlappen, insbesondere ihr Hippocampus, außergewöhnlich groß? Die erstaunliche Antwort ist, dass dies nicht der Fall ist. Der Hippocampus und das Gehirn insgesamt haben keine außergewöhnliche Größe bei diesen Personen.

Vielmehr zeigen aber spezielle bildgebende Verfahren, dass die Gedächtnisregionen besonders stark verknüpft sind, sowohl strukturell in einer höheren Faserdichte, als auch funktionell in einer stärkeren Zusammenarbeit zwischen den Regionen. Wie bei Shereshevsky scheint auch hier der Aspekt der Verknüpfung besonders relevant zu sein. Es gibt aber noch andere Beispiele dafür. Betrachten wir das Gehirn von Albert Einstein. Sein Gehirn wurde nach seinem Tode durch Neuropathologen vermessen. Das Ergebnis war, dass auch sein Gehirn nicht größer als ein normales Gehirn war. Allerdings zeigte sein Corpus callosum bei dieser Untersuchung ein überdurchschnittliches Volumen.

DIE SCHNELLSTRASSE FÜR INFORMATIONEN: Das Corpus callosum ist der sogenannte Balken aus Nervenfasern, der die rechte und die linke Gehirnhälften miteinander verbindet. Er besteht aus etwa 200 bis 250 Millionen Nervenfasern, die den ständigen Informationsaustausch zwischen den Hirnhälften sicherstellt. Es ist sozusagen die Datenautobahn, über die beide Hirnhälften Information austauschen, um zusammenzuarbeiten. Je größer das Corpus callosum ist, desto leistungsfähiger vermutlich auch das Gehirn.

Auch dieser Befund bei einem der sicher leistungsfähigsten Köpfe unserer Geschichte deutet auf die wichtige Rolle der Konnektivität hin, wenn es darum geht, kognitive Höchstleistungen zu vollbringen. Erinnern Sie sich in diesem Zusammenhang an die Ausführungen zu den Netzwerken zu Beginn unseres Buches (siehe Seite 12). Die Leistungsfähigkeit unseres Gehirns hängt neben der Vernetzung in hohem Maße von der intensiven Zusammenarbeit der einzelnen Regionen ab.

Sie kennen vielleicht auch den französischen Kinofilm „Lucy" aus dem Jahr 2014 mit der US-amerikanischen Schauspielerin Scarlett Johanssen. Es geht in dem Film um eine junge Frau, die eine Übermenge einer chemischen Substanz in sich aufnimmt und damit in die Lage gerät, einen höheren Anteil ihres Gehirns „gleichzeitig" zu benutzen. Sie erlangt übermenschliche kognitive Fähigkeiten. Hat diese Science-Fiction-Vorstellung etwas mit Konnektivität zu tun? Zunächst einmal sind der Steigerung der Konnektivität offensichtliche Grenzen gesetzt. Denn wenn einzelne Nervenzellen sich zeitgleich mit vielen anderen vernetzen und austauschen sollen, stellt das entsprechende energetische Anforderungen, die nicht überschritten werden können, und es gibt auch offensichtliche Grenzen, die durch die Kommunikationsgeschwindigkeit zwischen Nervenzellen vorgegeben sind. Trotzdem kann man durchaus zu folgendem Schluss kommen: Der Weg zu einem Superhirn führt nicht über

ZWISCHEN SICHERHEIT UND ABENTEUER

Lieber auf bekannten Wegen bleiben, gibt zwar Sicherheit. Aber Neues zu wagen, bringt das eigentliche Plus für Ihr Gehirn.

Das natürliche Verhalten von uns Menschen zwischen Exploration und Exploitation bringt Ihr Gehirnleistungsprogramm in ein Dilemma. Auf der einen Seite braucht das Gehirn stabile Routinen – gut bekannte Pfade sozusagen, die geben uns Sicherheit, machen uns entspannt und sparen Energie (Exploitation). Auf der anderen soll sich das Gehirn entwickeln, braucht frische Reize und muss Neues wagen (Exploration). Aber gerade Letzteres, das in jungen Jahren noch so einfach und verlockend scheint, wird im Alter immer schwieriger. Hier gilt es, für Ihr Gehirn eine gute Balance zu finden und dranzubleiben – auch wenn es manchmal schwerfällt.

- Nutzen Sie die Entspannung in der Komfortzone: Unser Alltag ist unsere Komfortzone. Wir erleben dort bekannte und vertraute Dinge und haben bestimmte Routinen, die keinen Aufwand für uns darstellen. Wir bleiben so entspannter und geraten weniger in Stress. Das sorgt für einen niedrigen Cortisolspiegel und das ist gut für die Neurogenese.

- Nutzen Sie das Neue als Herausforderung: Machen Sie es sich in Ihrem Alltag aber nicht zu bequem. Nutzen Sie das Potenzial neuer Herausforderungen für Ihr Gehirn. Wagen Sie sich auf neue Gebiete: eine neue Sprache, ein neues Hobby, ein neuer Sport, Reisen in völlig neue Kulturen. Erhöhen Sie dabei nach und nach die Herausforderung. Natürlich ist das einfacher gesagt als getan, da Sicherheit ein essenzielles Gefühl ist. Daher gilt: Gehen Sie Schritt für Schritt vor. Probieren Sie sich an kleinen Dingen aus. Das stärkt Ihre Motivation und Ihr Durchhaltevermögen für das nächste Mal. Legen Sie sich dafür doch eine Liste an, mit Dingen, die Sie schon immer mal ausprobieren wollten, sich aber nicht zugetraut haben. Da schlagen Sie gleich zwei Fliegen mit einer Klappe: Sie gehen etwas ganz Neues an und erfüllen sich gleich den einen oder anderen lang gehegten Traum, das motiviert und zeigt Ihnen, wie sehr Sie davon profitieren können.

- Keine Überforderung: Immer wieder Neues ja, aber überfordern Sie sich nicht. Wenn Sie sich ständig überfordert fühlen, führt das auf lange Sicht nur zu Stress, der Ihrem Gehirn nicht guttut. Achten Sie daher auf die Signale: Fühlt sich Ihr Gehirn überfordert, lässt die Konzentration schnell nach, dann ist Zeit für eine Pause. Langweilen Sie sich? Dann nutzen Sie diese Phase für etwas Neues.

mehr Neuronen, sondern über eine bessere gleichzeitige Verknüpfung und Konnektivität der vorhandenen Neuronen. So sind Subsysteme in der Lage, gleichzeitig mehr Informationen von anderen Subsystemen zu integrieren. Dieser Konnektivitätssteigerung sind aber wiederum physiologische Grenzen gesetzt, die wir allerdings noch nicht im Detail kennen. Dieser Aspekt der Hirnforschung steckt noch in den Kinderschuhen.

Kognitive Zähigkeit und Super-Aging

Neben den oben genannten Überlegungen gibt es noch einen scheinbar völlig anderen Ansatz: den der kognitiven Zähigkeit. Hier geht es darum, sich vor kognitiven Herausforderungen nicht zu „drücken", sondern das Gehirn immer wieder an seine Grenzen zu bringen. Wer eine neue Sprache lernen will, muss immer wieder mühevoll Vokabeln wiederholen und üben. Das ist anstrengend und erfordert eine gewisse „Zähigkeit". Dieser Aspekt ist gerade in der Kognitionsforschung im Alter in den Fokus gerückt. Hier kommen die sogenannten Super-Ager ins Spiel.

Als Super-Ager werden Menschen im Alter von 80 Jahren oder älter bezeichnet, die noch die kognitiven Fähigkeiten von 50- bis 60-Jährigen haben. Das heißt, ein Super-Ager kann sich genauso viel merken, wie eine Person, die 20 und sogar 30 Jahre jünger ist. Super-Aging wird derzeit vor allem an Gedächtnisfunktionen festgemacht. Natürlich gibt es ein sehr großes Interesse, sich das Gehirn von Super-Agern genauer anzuschauen. Hier konnte über mehrere Studien gezeigt werden, dass Super-Ager in einer ganz bestimmten Region ein etwas höheres Volumen haben, nämlich dem anterioren zingulären Kortex. Diese Hirnregion ist eine zentrale Verknüpfungsregion verschiedener kognitiver Subsysteme. Es wird derzeit angenommen, dass Super-Ager durch eine bessere Verknüpfung von Subsystemen in dieser Region vor allem in der Lage sind, die Aufmerksamkeit bei kognitiv anstrengenden Herausforderungen länger und besser aufrechtzuerhalten. Sie besitzen eine höhere kognitive Zähigkeit.

DRANBLEIBEN: Kognitive Zähigkeit umfasst unterschiedliche Merkmale, die eine mentale Robustheit und Resilienz beschreiben: mentale Ausdauer oder die Fähigkeit über längere Zeiträume konzentriert zu bleiben, auch wenn die Aufgabe monoton ist; die mentale Stärke, trotz Rückschlägen oder Misserfolgen nicht aufzugeben und dranzubleiben; und die Fähigkeit, sich flexibel an neue, unerwartete Situationen anzupassen.

Dadurch sind Super-Ager in der Lage, mehr im Leben zu lernen und eine höhere kognitive Vielfalt in ihre Erfahrungen zu integrieren. Dies führt letztendlich dazu, dass verschiedene Subsysteme über eine höhere Reichhaltigkeit an kognitiven Inhalten miteinander verknüpft sind. Hier hängen Konnektivität und Zähigkeit gewissermaßen zusammen. Natürlich müssen auch gut verknüpfte Hirnregionen ständig trainiert werden und sich in einer solchen großen Zähigkeit üben. Hier spielt das vielleicht etwas überstrapazierte Schlagwort des lebenslangen Lernens eine entscheidende Rolle. Was für den einen oder anderen wie eine Drohung klingen mag, ist aber in Wirklichkeit der Schlüssel zu einem fitten Geist bis ins hohe Alter.

Lebenslanges Lernen braucht dabei einige wichtige Voraussetzungen, auf die Sie achten können. Ziehen Sie sich nach Möglichkeit nicht aus sozialen Beziehungen zurück, auch wenn das im Alter schwieriger erscheint, als in jüngeren Jahren. Selbst wenn sich die Zahl der gesellschaftlichen Kontakte verringert, gibt es die Möglichkeit, die vorhandenen intensiver zu pflegen. Bringen Sie hier eine gewisse Regelmäßigkeit hinein und verschließen Sie sich auch gegenüber der Vermittlung neuer Kontakte durch die bisherigen nicht. Neugier auf Erkenntnisse, aber auch auf neue Menschen ist ein Schlüssel für geistige Flexibilität.

Spaß und Freude als Voraussetzung für unsere geistige Fitness

Sie haben nun schon in den ersten drei Kapiteln viel darüber erfahren, was die Forschung in den letzten Jahrzehnten über unser Gehirn und seine Funktionsweise erfahren hat. Was uns die Studienergebnisse bringen, ist ein stetig wachsendes Verständnis von dem, was unser Gehirn braucht, um gut zu funktionieren. Darüber haben Sie bereits in Kapitel 2 viel erfahren, als es um dessen physische Gesundheit ging.

Aber der Weg ist noch lange nicht am Ende. Es gibt viele Hinweise, was wir selbst noch tun können, um unser Gehirn zu Höchstleistungen zu bringen, vieles kursiert hier unter dem Begriff „Gehirnjogging", mit dem wir uns nun in dem folgenden Kapitel beschäftigen werden. Und vieles am Mythos Gehirnjogging ist sicher richtig, aber es bräuchte 100 Studien und etliche Jahrzehnte Beobachtungszeit, um diese Hinweise auf ihren finalen Beweis hin zu testen. Aber die bisherigen Zusammenhänge aus den Studien erzählen uns schon sehr viel, und das können Sie für sich ohne Nebenwirkungen nutzbar machen. Ich werde Ihnen hierfür einige exemplarische Übungen anbieten. Aber wichtig bei allen Übungen und dem, was Sie damit erreichen können, ist, dass, wenn Sie immer nur eine bestimmte Art von Übung machen, Sie eben nur in Grenzen weiterkommen. Ein Kreuzworträtsel trainiert Sie, ja. Aber trainieren Sie nur Kreuzworträtsel, dann können Sie zwar ein Kreuzworträtselgroßmeister werden, mehr aber auch nicht. Hier kommen die bereits mehrmals betonte Neuheit und die Vernetzung zum Tragen. Nur wenn Sie auf verschiedenen Ebenen trainieren und Sie sich immer neuen Herausforderungen stellen, können Sie mehr für Ihr Gehirn erreichen: Daher werden Sie in diesem Buch einfachere und auch sehr anspruchsvolle und multimodale Übungen finden, die unterschiedliche Bereiche der Kognition herausfordern. Und es wird Sie dann auch nicht wundern, dass der volle Einsatz des ganzen Körpers mit dazugehört. Daher an dieser Stelle noch ein Hinweis für Sie: Machen Sie es sich nie zu leicht, das Gehirn liebt Herausforderung, aber vergessen Sie auch nie den Spaß an der Sache, denn auch das liebt Ihr Gehirn.

STEIGERN SIE IHR POTENZIAL – DAS DENKSPORT-PROGRAMM

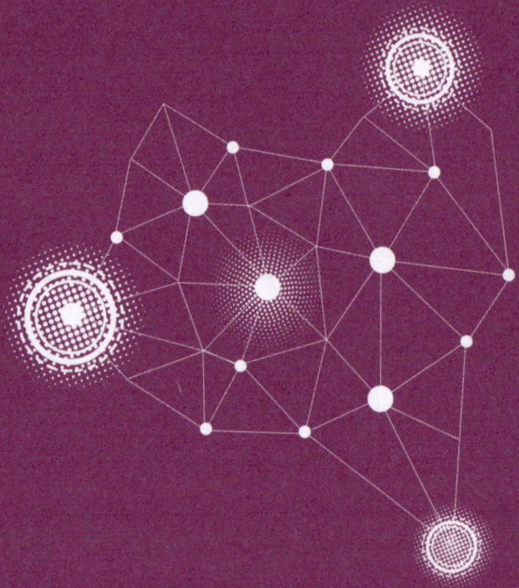

Vernetzung und Kooperation sind das Geheimnis – im Leben wie auch in Ihrem Kopf. Gehen Sie mit Ihrem Gehirn ins Trainingslager und stärken Sie diese Netzwerke.

Die Macht Ihrer Reserven

Auf je mehr Reserven Ihr Gehirn zurückgreifen kann, umso widerstandsfähiger ist es. Diese Reserven gilt es aufzubauen.

Wie wir bereits gesehen haben, ist das Gehirn ein erstaunlich plastisches und lebendiges Organ, in dem auf der mikroskopischen und molekularen Ebene so einiges los ist und ständig neue Verbindungen geknüpft werden. Es ist diese Lebendigkeit, die es Ihrem Gehirn erlaubt, widerstandsfähig zu sein. Die Zusammenarbeit der Hirnregionen bedeutet, dass sie sich gegenseitig nicht im Stich lassen. Werden beispielsweise Nervenzellen einer Region angegriffen, wie bei einem Schlaganfall oder einer beginnenden Alzheimer-Krankheit, eilen ihnen andere Hirnregionen zur Hilfe. Dieser Beistandspakt zwischen den Hirnregionen hilft nicht nur, sich gegen widrige Bedingungen zu wehren, sondern er ist auch die Geheimwaffe, um Ihr Gehirn zu trainieren.

Leider funktioniert dieser Beistandspakt nicht immer, was verschiedene Gründe haben kann. So kann nicht jede Region jeden Beistand leisten, da hierfür bisweilen sehr spezifische Fertigkeiten benötigt werden, die nicht überall vorhanden sind. Oder es scheitert an der Qualität der Verbindungen zwischen den Regionen. Wer sensibles Material, im Gehirn vor allem „Information", transportieren will, braucht gut ausgebaute Straßen. Und das ist manchmal nicht der Fall, sodass der Beistand nicht im gewünschten Maße wirken kann. Umgekehrt hilft es auch nicht, wenn die Unterstützung zwar ankommt, aber nicht so nützlich ist, wie gebraucht.

Prinzipiell aber ist das Gehirn mit seinen Reserveeinheiten zur Unterstützung gut auf Angriffe verschiedener Art vorbereitet. Solch ein Angriff kann zum Beispiel die Entwicklung einer Demenz sein. Dabei handelt es sich sogar genau genommen um einen Großangriff (siehe Seite 64). Die Reserven unseres Gehirns sind nicht zuletzt dafür da, diesem Angriff etwas entgegenzusetzen und ihm seine Wirkmächtigkeit zu nehmen. Das Training Ihrer Reserveeinheiten dient sowohl dazu, solche Angriffe abzuwehren, als auch dafür, selbst in die Offensive gehen zu können und die geistige Fitness insgesamt zu erhöhen.

DIE MOTIVATION IHRER RESERVEEINHEITEN: Mit dem Wissen um dieses Reservepotenzial Ihres Gehirns eröffnet sich auch die Möglichkeit, das Potenzial Ihres Denkorgans selbst auszureizen. Wer nicht mehr von der Begrenzung seiner Fähigkeiten ausgeht, sondern von den ungeahnten Chancen, ist motivierter, diese Chancen zu nutzen.

Jeder Mensch hat ein gewisses Reservepotenzial zur Verfügung, doch muss sein Einsatz gut vorbereitet sein und ist meist sehr aufwendig. Jeder geht mit einer Reserve und diesem Beistandspakt ins Rennen, aber er funktioniert nicht bei allen Menschen gleich gut. Um zu sehen, warum das so ist, werfen wir einen kurzen Blick darauf, was mit Reserve eigentlich genau gemeint ist.

Welche kognitive Reserven haben Sie?

Dieses wissenschaftliche Konzept der Reserve entstand aus der Beobachtung heraus, dass Menschen trotz ähnlicher Schäden im Gehirn unterschiedliche klinische Erscheinungsbilder, also Symptomausprägungen, zeigen. Dies deutet darauf hin, dass bestimmte Faktoren – eben die Verfügbarkeit einer Reserve – es manchen Menschen ermöglichen, besser mit Hirnschäden umzugehen als andere, bevor sich kognitive Veränderungen bemerkbar machen.

Die Reserve lässt sich zum einen als die Fähigkeit des Gehirns beschreiben, altersbedingte Veränderungen und krankhafte (pathologische) Prozesse abzumildern. Zum anderen ist sie aber auch der Ausgangspunkt dafür, bisher ungenutzte Potenziale des Gehirns anzuzapfen und die Leistungsfähigkeit zu erhöhen. Wie wirkmächtig die jeweilige Reserve dann ist, zeigt sich daran, wie gut eine Person trotz Veränderungen im Gehirn, die beispielsweise durch Alterung oder Krankheit verursacht werden, weiterhin kognitiv funktionieren kann.

ALZHEIMER IST NICHT GLEICH EINE DEMENZ: In einer viel beachteten Studie wurden Personen mit der Alzheimer-Krankheit auf klinische, pathologische und neurochemische Veränderungen untersucht. Man verglich die Gehirne der Patienten, bei denen eine Demenz dokumentiert war, mit denen, die ohne eine diagnostizierte Demenz verstorben waren. Das unerwartete Ergebnis: Eine Gruppe dieser Patienten zeigte alzheimertypische Veränderungen, die im Gewebe des Gehirns erkennbar waren (Plaques), aber keine Demenzsymptome.

Die Personen aus dieser Alzheimer-Studie hatten im Vergleich zu den Kontrollgruppen ein höheres Hirngewicht und eine größere Anzahl von Neuronen im Neokortex (siehe Seite 10). Die Reserveeinheiten dieser Patienten hatte folglich eine höhere Anzahl von Soldaten und konnten dadurch auch mehr kognitive Verluste einstecken. Damit war in der Wissenschaft die Erkenntnis gewachsen, dass manche Patienten eine beginnende Alzheimer-Erkrankung aufgrund ihrer größeren Hirnreserve abmildern können, sodass diese nicht zutage tritt. Daher spielt der Reservegedanke auch für die Prävention von Alzheimer und Demenz eine wichtige Rolle und spiegelt sich auch bei dem kleinen „Denksportprogramm" in diesem Kapitel wieder. Die zitierte Studie zeigte somit zum ersten Mal, dass nicht alle älteren Menschen mit alzheimertypischen Veränderungen im Gehirn zu Lebzeiten eine Demenz entwickeln. Manche Menschen verlieren nicht ihr Gedächtnis, haben nicht mit Sprachschwierigkeiten zu kämpfen und bekommen keine Probleme mit ihrem Orientierungssinn. Eine größere Hirnreserve könnte ein Grund dafür sein, dass manche Menschen trotz beginnender Alzheimer-Krankheit kognitiv gesund bleiben.

Und dann war da noch die sogenannte Nonnenstudie, die David A. Snowdon, ein US-amerikanischer Epidemiologe und Neurologieprofessor, der insbesondere für seine bahnbrechende Forschung im Bereich des Alterns und der Alzheimer-Krankheit bekannt ist, 1986 initiierte und über einen Zeitraum von 15 Jahren durchführte. Die Teilnehmerinnen der Studie waren 678 katholische Schwestern des Ordens der „School Sisters of Notre Dame" im Alter von 75 bis 107 Jahren. Die Homogenität ihres Lebensstils – einschließlich ähnlicher Wohnverhältnisse, Verzicht auf Alkohol und Tabak – minimierte externe Einflussfaktoren und ermöglichte präzise wissenschaftliche Erkenntnisse. Im Rahmen der Studie wurden verschiedene Daten

GEDÄCHTNISTRAINING ZUM AUFWÄRMEN

Prägen Sie sich die Symbole gut ein.
Verdecken Sie diese und zeichnen Sie
sie in der richtigen Reihenfolge in die Felder.

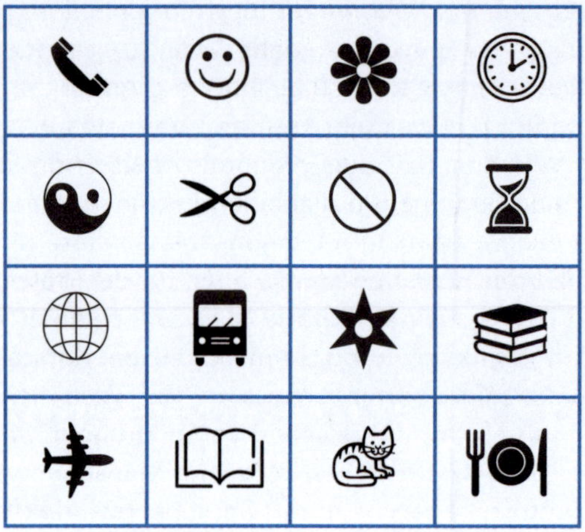

gesammelt, darunter autobiografische Aufsätze, die die Schwestern beim Eintritt in den Orden im Alter von etwa 22 Jahren verfassten. Diese Dokumente boten Einblicke in das frühe Leben und die sprachlichen Fähigkeiten der Teilnehmerinnen. Zusätzlich unterzogen sich die Schwestern jährlichen kognitiven und physischen Bewertungen, und viele stellten ihr Gehirn nach dem Tod für eine genaue Untersuchung zur Verfügung.

Eine der bemerkenswertesten Entdeckungen der Nonnenstudie ist der Zusammenhang zwischen frühen sprachlichen Fähigkeiten und dem Risiko, im Alter eine Alzheimer-Demenz zu entwickeln. Es wurde festgestellt, dass Schwestern, deren frühe autobiografische Aufsätze ausführliche und sehr lebendige Beschreibungen enthielten, seltener an Alzheimer-Demenz erkrankten. Dies legt nahe, dass kognitive Fähigkeiten im frühen Erwachsenenalter eine Aussagekraft für die kognitive Gesundheit im Alter haben könnten. Darüber hinaus zeigte die Studie, dass positive Emotionen und eine optimistische Lebenseinstellung mit einer höheren Lebenserwartung zusammenhängen, denn Schwestern, die in jungen Jahren häufiger positive Emotionen ausdrückten, lebten tendenziell länger als ihre weniger positiven Mitschwestern.

Das Denksportprogramm

Ziel dieses Buches ist es nicht zuletzt, Ihnen eine Anleitung zu geben, mit der der Beistandspakt in Ihrem Gehirn effektiver gelebt werden kann, um Ihre Reserve möglichst stark und wehrhaft zu machen. Zunächst schauen wir uns dafür an, wie die unterschiedlichen Arten der Gehirnreserve aussehen und wie sie im Ernstfall funktionieren. Sie erfahren dann, was Sie tun können, um Ihre eigene Reserve aufzubauen und zu stärken. Dafür werden Sie – verteilt in diesem Kapitel – immer wieder Übungen finden, die Ihnen zeigen, wie ein solches „Bündnistraining" aussehen kann, es wird wieder um die so wichtige Vernetzung gehen. Dabei gibt es leichtere Aufgaben, die Sie aber durchaus selbst erweitern und schwerer gestalten können, und es gibt Übungen, die Sie mitunter ordentlich herausfordern werden. Das muss auch so sein, denn nur mit einem Training, bei dem Sie verschiedene Hirnregionen gleichzeitig und intensiv zusammenarbeiten lassen, unterstützen Sie die wichtigen Vernetzungen im Gehirn. Diese Übungen leiten sich aus unserer Forschung ab und berücksichtigen die aktuellen Ergebnisse, die uns zur Verfügung stehen. Allerdings ist es in der Reserveforschung extrem aufwendig, zu untersuchen, wie wirksam bestimmte Maßnahmen sind. Daher kann ich Ihnen keine Angaben dazu geben, um wie viel Prozent Sie durch diese Maßnahmen Ihr Gehirn verbessern oder Ihr Alzheimer-Demenzrisiko senken können. Es gibt auch keine Garantie dafür, dass diese oder jene Maßnahmen für Sie persönlich sinnvoll sind. Vielmehr handelt es sich um wissenschaftlich sinnvolle Empfehlungen nach aktuellstem Wissensstand.

Der Schutzschild Ihres Gehirns

Die Reserve ist ein Konzept, das beschreibt, wie gut Ihr Gehirn mit alters- und krankheitsbedingten Angriffen umgehen kann, bevor kognitive Probleme auftreten. Wird beispielsweise Ihre Gedächtnisregion angegriffen, bestimmt die Größe Ihrer Reserve, wie lange das Gehirn Widerstand leisten kann, bevor es zu merkbaren Gedächtnisproblemen kommt. Das Problem allerdings ist, dass Ihr Gehirn sich in einer Art ständigem Kriegszustand befindet. Das Gemeine daran ist: Jedes Gehirn wird angegriffen, auch wenn der Mensch es im Alltag noch gar nicht merkt. Deshalb ist es so wichtig, dass die Reserveeinheiten ausreichend zur Verfügung stehen.

Es gibt verschiedene entscheidende Faktoren, die bestimmen, wie gut und wie lange der Widerstand funktioniert. Da ist zunächst die Menge Ihrer „Soldaten", also Ihrer Nervenzellen. Je mehr Soldaten Sie haben, umso besser können Sie Verluste ausgleichen. Diese Nervenzellen müssen stark sein (wobei es den Umfang dieses Buches sprengen würde, zu beschreiben, wie die Stärke von Nervenzellen im Einzelnen aussehen kann), denn so können sie länger kämpfen, geben nicht so schnell auf und gewinnen mehr Kämpfe. Auch die Logistik spielt eine Rolle. Je besser Sie Ihre Soldaten unterstützen, sie zum Beispiel richtig ernähren oder ihnen helfen, den Müll zu entsorgen, umso besser können diese sich wehren und Verluste ausgleichen. Last but not least müssen die Kämpfer mit möglichst genauen Informationen versorgt sein, um den Kampf zu gewinnen. Man nennt das prädiktive Kodierung. Wenn eine Hirnregion ein verrauschtes Bild bekommt, aber vorher die Information erhält, dass es sich um ein Gesicht handelt, kann es die verrauschte Information wesentlich besser verarbeiten und das Gesicht und dessen Identität trotz Rauschen entschlüsseln. Das hier genutzte Militärbeispiel mag ungewöhnlich sein, aber es ist sehr gut dazu geeignet, sich vorzustellen, was in Ihrem Kopf vorgeht. Jeden Tag gibt es dort diese Kämpfe zwischen Gut und Böse, und Ihre Reserve ist der wesentliche Faktor, um diesen Kampf möglichst lange zugunsten des Guten zu beeinflussen. In der Neurobiologie und Neurologie gibt es drei verwandte wissenschaftliche Konzepte zur Reserve.

1 DIE GEHIRNRESERVE (englisch „brain reserve", abgekürzt BR): Sie umfasst die strukturellen Ressourcen des Gehirns, vornehmlich die Anzahl an Neuronen und Synapsen (in unserem Beispiel die Anzahl Ihrer Soldaten). Menschen mit größerer Gehirnreserve können mehr Hirnschäden kompensieren, bevor kognitive Beeinträchtigungen auftreten. BR war das erste Konzept zur Reserve, das in der Forschung ausführlich diskutiert wurde. Es bezieht sich auf die bezifferbaren Hirnressourcen, etwa die Anzahl der Neuronen und Synapsen, aber auch ihre individuelle Leistungsfähigkeit. BR deutet darauf hin, dass individuelle Unterschiede in den Eigenschaften des Gehirns es einigen Menschen ermöglichen, besser mit Veränderungen des Gehirns (durch Alter oder Krankheit) umzugehen, bevor klinische oder kognitive Veränderungen auftreten. Gehirnreserve bedeutet damit, dass Sie mit mehr Soldaten in die Schlacht gehen oder dass Ihre Soldaten stärker sind. Zur Gehirnreserve gehören drei fundamental wichtige Maße: die Anzahl der Nervenzellen, die Anzahl der Synapsen, die Nervenzellen haben, und die Dicke und Schnelligkeit der Nervenzellaxone, mit denen diese ihre Aktivität an andere Nervenzellen weitergeben. Bildlich gesprochen, ist das die Anzahl Ihrer Soldaten (Nervenzellen), der Munitionsvorrat (Anzahl der Synapsen) und die Schnelligkeit der Leitung, mit der die Soldaten mit anderen kommunizieren (Axon-Durchmesser und Myelinisierung). Wir werden noch sehen, dass es sehr schwierig ist, die Anzahl Ihrer Soldaten zu erhöhen, aber Sie können ihren Munitionsvorrat erhöhen und die Kommunikation Ihrer Soldaten verbessern.

2 DIE KOGNITIVE RESERVE (englisch „cognitive reserve", abgekürzt CR) ist die Fähigkeit des Gehirns, flexibel auf Herausforderungen zu reagieren und Hirnschäden aktiv zu kompensieren. CR bezieht sich auf die Anpassungsfähigkeit kognitiver Prozesse im Gehirn. Diese aktive Anpassungsfähigkeit ist sehr unterschiedlich ausgeprägt. Daher unterscheiden sich Menschen darin, wie anfällig ihre kognitiven Fähigkeiten gegenüber Alterung, Krankheiten oder

Schädigungen des Gehirns sind. CR beschreibt damit einen aktiven Prozess, der es einigen Menschen ermöglicht, mit mehr Verlust an Nervenzellen (Soldaten) fertig zu werden als andere, bevor die kognitiven Fähigkeiten schlechter werden. Eine größere CR bedeutet, dass trotz beginnender oder fortschreitender Krankheit eine bestimmte kognitive Leistungsfähigkeit aufrechterhalten werden kann. Wichtige Faktoren für eine große CR sind Lebenserfahrungen im Sinne von Intelligenz, Bildung oder auch sozialen Aktivitäten (siehe Seite 133). Kognitive Reserve ist die logistische Unterstützung Ihrer Soldaten durch andere Verbände und die Genauigkeit und Fülle an Informationen, die Sie Ihren angegriffenen Verbänden zu Verfügung stellen. Kognitive Reserve hilft, Verluste von Soldaten auszugleichen.

3 DIE GEHIRNERHALTUNG (englisch „brain maintenance", abgekürzt BM) beschreibt die Prozesse, die den altersbedingten Abbau des Gehirns verringern. Es geht darum, dass altersbedingte krankhafte und nicht krankhafte Veränderungen im Gehirn, die auf Genetik oder Lebensstil beruhen, sich langsamer entwickeln, wie wir bereits in Kapitel 2 gesehen haben. BM stellt somit den Prozess der Aufrechterhaltung oder gar Verbesserung des Gehirns dar, während BR den Zustand des Gehirns zu einem bestimmten Zeitpunkt beschreibt. Die Gehirnerhaltung kennen wir in der aktuellen Diskussion eher unter dem Stichwort Resilienz. Letztlich geht es darum, dass Ihre Armeen und deren Abwehrkräfte so stark sind, dass sie trotz vieler Angriffe keine oder nur wenige Soldaten verlieren und somit immer aktiv bleiben.

Gehirnreserve, kognitive Reserve und Gehirnerhaltung sind für jeden von uns wichtig. Idealerweise würden wir alle drei optimieren. Die Realität ist aber so, dass wir uns alle darin unterscheiden, wie gut diese drei Arten von Reserve ausgeprägt sind. Manche haben mehr Gehirnreserve, andere haben mehr kognitive Reserve und wiederum andere zeigen relativ wenig Altersveränderungen (BM). Es gibt für Sie leider keine Möglichkeit, herauszufinden, was bei Ihnen besonders gut ausgeprägt ist. Dafür gibt es derzeit in der klinischen Routine keine verfügbaren Messverfahren. Pragmatisch gesehen kann ich Ihnen aber ohne Einschränkung empfehlen, alle drei Formen von Reserve nach Möglichkeit zu stärken. Sie machen damit sicher keinen Fehler!

LOGIKTRAINING FÜR ANFÄNGER

Nur eine der Lösungen ergibt hier Sinn.
Solches deduktive Denken trainiert Ihre Fähigkeit,
Probleme zu lösen und die Netzwerke zu stärken.

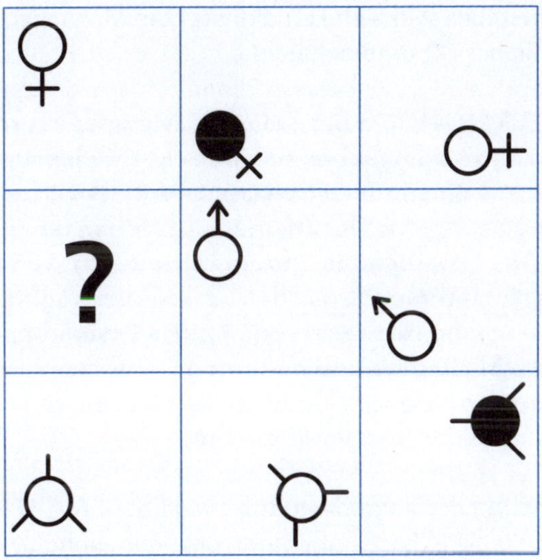

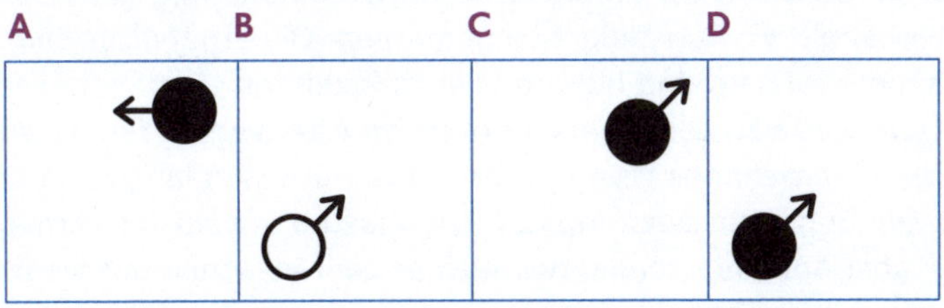

Sind Sie gut aufgestellt? Eine Bestandsaufnahme

Um die kognitive Reserve (CR) in der Forschung zu untersuchen, sind typischerweise drei Komponenten erforderlich: Es muss eine Gehirnveränderung, etwa altersbedingte oder krankhafte Veränderungen, festgestellt werden sowie eine kognitive oder funktionelle Veränderung, die mit der Gehirnveränderung zusammenhängt. Darüber hinaus brauchen wir einen theoretischen „Moderator", der mit der kognitiven Reserve in Verbindung steht, also etwa aus dem Bereich Bildung, Beruf oder Freizeitaktivitäten. CR kann beispielsweise durch die Analyse von Hirnaktivitätsmustern bei kognitiven Aufgaben untersucht werden. Funktionelle Bildgebungsstudien untersuchen dabei, wie sich Hirnaktivität bei Menschen mit unterschiedlicher CR unterscheidet.

FITTER IM ALTER: Ein Beispiel, wie in der Hirnforschung die kognitive Reserve auf indirekte Weise untersucht wird, ist die niederländische SMART-MR-Studie, die der Frage nachgeht, warum manche Menschen im Alter geistig fitter bleiben als andere, obwohl ihr Gehirn genauso altert. Untersucht wurden sowohl die kognitive Reserve als auch die Hirnreserve (BR). Die Probanden machten Gedächtnistests und bekamen Gehirnscans via MRT, um zu prüfen, wie sich Gedächtnisleistung und Hirnvolumen im Laufe der Zeit veränderten.

Für die Messung der kognitiven Reserve in der SMART-MR-Studie wurde Bildung als Schätzgröße herangezogen, genutzt wurde dafür etwa ein Lesetest. Die Hirnreserve wurde anhand des Hirnvolumens im Verhältnis zur Schädelgröße gemessen. Die Ergebnisse zeigten, dass mehr Bildung und höhere Lesefähigkeit mit einem langsameren Gedächtnisabbau besonders im höheren Alter verbunden ist. Auch ein besser erhaltenes Hirngewebe sorgte für einen langsameren Abbau. Die Gedächtnisleistung nahm langsamer ab als das Hirnvolumen, aber der Unterschied war kleiner bei Menschen mit niedriger Reserve. Diese Daten zeigen, dass sich die kognitive Reserve besonders im höheren Alter positiv auswirkt.

In einem gemeinsamen Forschungsprojekt des Sonderforschungsbereichs „Neuronale Ressourcen der Kognition" der

Deutschen Forschungsgemeinschaft und des Magdeburger Standortes des Deutschen Zentrums für Neurodegenerative Erkrankungen (DZNE) haben wir die kognitive Reserve direkt im Gehirn messen können. Wir haben dabei Menschen untersucht, die im Alter Anzeichen von Alzheimer zeigten, ohne dass ihr Gedächtnis stark nachgelassen hatte. Wir wollten verstehen, wie das möglich ist. Wir haben daher ältere Menschen identifiziert, die Amyloid- und Tau-Ablagerungen und schon eine leichte Schrumpfung in Gedächtnisregionen hatten. Diese Menschen hatten schon einige Soldaten im Hippocampus verloren, ihr Gehirn wurde von Alzheimer angegriffen und trotzdem war ihre Gedächtnisleistung noch ausreichend. Wie geht das? Kommt eine andere Hirnregion zu Hilfe? Welche und wie? Warum bleiben manche Menschen trotz Alzheimer-Veränderungen geistig fit? Wir untersuchten knapp 500 ältere Erwachsene mit einer speziellen Methode. Alle machten eine Gedächtnisaufgabe, während ihre Gehirnaktivität in einem MRT gemessen wurde. Dann analysierten wir, welche Gehirnaktivitätsmuster vor Amyloid, Tau und einer leichten Hirnschrumpfung schützen.

Wie erwartet fanden wir, dass die Gedächtnisleistung mit zunehmender Alzheimer-Last abnimmt. Doch bei Personen mit einer bestimmten Gehirnaktivität beim Merken von Bildern war das weniger der Fall. Aktivität in bestimmten Hirnregionen, wie etwa dem „Gyrus fusiformis" – zuständig für visuelles Erkennen – und dem Ruhezustandsnetzwerk (Default Mode Network, siehe Seite 11), hatte einen großen Einfluss. Wir konnten so zeigen, dass diese Regionen kognitive Reserve vermitteln. Menschen mit einer besseren schulischen und akademischen Bildung zeigten häufiger dieses Reservemuster. Wir konnten somit bestätigen, dass Bildung hilft, die kognitive Reserve zu unterstützen. Das Reservemuster sagte auch voraus, wie sich das Gedächtnis der Teilnehmenden in den nächsten Jahren entwickeln würde. Das Gehirn, so zeigte sich, arbeitet bei diesen Personen aktiv gegen Alzheimer-Veränderungen an. Um bei unserem Bild zu bleiben: Diese Regionen scheinen den Hippocampus und andere Regionen beim Kampf gegen Amyloid und Tau zu unterstützen, indem sie den Verlust von Soldaten ausgleichen.

Die Frage ist, was genau diese Unterstützung beinhaltet. Hier gibt es zwar noch keine endgültigen Ergebnisse, doch wir gehen davon aus, dass der Gyrus fusiformis das Rauschen von visuellen Erlebnissen im Gehirn verbessert und so die Arbeit des Hippocampus erleichtert. Stellen Sie sich Ihren visuellen Kortex wie eine Art Fernseher für den Hippocampus vor. Was Sie erleben, kann der Hippo-

VERBALES DENKEN - SCHLUSSFOLGERN SIE

Das verbale Denken zu trainieren, unterstützt die Fähigkeit, zu lernen, Probleme zu lösen und uns in der Welt zurechtzufinden.

ÜBUNG 1

Das Restaurant liegt zentraler als die Schule.

Das Einkaufszentrum liegt zentraler als das Restaurant.

Der Bahnhof liegt zentraler als das Einkaufszentrum.

Die Schule liegt zentraler als der Park.

Was liegt am zentralsten?

- ◯ Schule
- ◯ Restaurant
- ◯ Einkaufszentrum
- ◯ Park
- ◯ Bahnhof

ÜBUNG 2

Entweder der Student hat Angst vor der Prüfung oder der Bus D steckte im Stau und kam zu spät.

Bus A hatte einen Unfall.

Entweder der Bus D steckte im Stau und kam zu spät, oder der Bus C hatte einen platten Reifen.

Entweder der Bus C hatte keinen platten Reifen, oder Bus A hatte einen Unfall.

Welche ist die richtige Schlussfolgerung?

- (A) Bus C hatte keinen platten Reifen und Bus D steckte nicht im Stau.
- (B) Der Bus D steckte im Stau und kam zu spät und der Student hat keine Angst vor der Prüfung.
- (C) Der Student hat Angst vor der Prüfung und der Bus C hatte einen platten Reifen.
- (D) Der Bus C hatte keinen platten Reifen und der Student hat keine Angst vor der Prüfung.

campus durch diesen Fernseher im Gedächtnis protokollieren. Wenn der Fernseher verrauscht ist, wird das Protokoll des Hippocampus genauso ungenau. Wenn das Fernsehbild und die vermittelten Informationen klar und deutlich sind, wird das Protokoll dementsprechend genauer. Bei Menschen mit Amyloid- und Tau-Ablagerungen besteht nun das Problem, dass der Hippocampus selber auch Rauschen erzeugt, da dessen Nervenzellen in ihrer Funktion beeinträchtigt sind. Hier wird schnell klar, dass es wichtig ist, zu verhindern, dass sich das Rauschen des Hippocampus und des Fernsehers gegenseitig verstärken. Das heißt, wenn wir für ein besseres Fernsehbild sorgen, bieten wir dem Hippocampus bestmögliche Voraussetzungen, die negativen Auswirkungen des eigenen Rauschens zu reduzieren. Eine stärkere Aktivierung des Gyrus fusiformis dient möglicherweise auch dazu, mehr semantisches Wissen in die visuelle Erlebnisspeicherung einzubringen und Zusammenhänge besser darzustellen. Das kann man sich vorstellen wie Bildunterschriften in einem Stummfilm. Das semantische Vorwissen erläutert dem Hippocampus, wie die Bildabfolgen zusammenhängen. Neben einer Reduktion von Rauschen im Gedächtnis kann dadurch auch der Speicherbedarf reduziert werden. Aufgrund unserer Entdeckungen zum Reservemuster gehen wir daher davon aus, dass das Training des visuellen Systems und des semantischen Systems das Gedächtnis unterstützen kann.

Wie eine größere Hirnreserve vor Alzheimer schützt

Wie wir wissen, beginnt Alzheimer lange vor den ersten bemerkbaren Gedächtniseinbußen. Manche Menschen haben schon typische Veränderungen im Gehirn (zum Beispiel Amyloid-Ablagerungen), aber merken noch nichts davon – sie gelten als „asymptomatisch“ (Stadium 1). Andere hingegen nehmen Gedächtnisprobleme wahr. Sie merken, dass ihr Gedächtnis nicht mehr so leistungsfähig ist wie früher. Vielen macht das Sorgen, obwohl sie im Alltag ohne Probleme zurechtkommen. Diesen Zustand der Sorge über Gedächtnisprobleme bezeichnen wir als „subjektive Gedächtnisprobleme“. Viele Forscher bezeichnen dies als Stadium 2 der Alzheimer-Erkrankung. Entscheidend ist die Frage, wie es möglich ist, dass manche

Menschen trotz Alzheimer-Veränderungen asymptomatisch bleiben und noch ohne Gedächtnisprobleme ihre Umgebung wahrnehmen. Hier kommt die Hirnreserve (BR) ins Spiel. Offenbar haben Menschen mit einer größeren Hirnreserve mehr Soldaten und mehr Munition, wenn Amyloid-Ablagerungen ihre Neuronen angreifen.

Aufschluss gibt die Untersuchung von Teilnehmern einer großen Alzheimer-Langzeitstudie (DELCODE). Alle erhielten ein MRT des Gehirns zur Messung der Größe des Hippocampus – der, wie Sie bereits wissen, von wesentlicher Bedeutung für das episodische Gedächtnis ist. Außerdem wurde die Amyloid-Last im Nervenwasser gemessen. So konnte erstmals die Größe des Hippocampus über folgende Gruppen hinweg verglichen werden: Gesunde ohne Amyloid (Kontrollgruppe), Amyloid-positive ohne Beschwerden (Stadium 1) und Amyloid-positive mit subjektiven Beschwerden (Stadium 2). Das Ergebnis war beeindruckend. Menschen in Stadium 1 hatten sogar größere Volumen im Hippocampus als Gesunde ohne Amyloid-Last. Menschen in Stadium 2 hatten dagegen kleinere Hippocampi als die anderen Gruppen. Diese Daten sprechen sehr dafür, dass Menschen, die mit mehr Hirnreserve (also mehr Soldaten) auf Amyloid-Belastung stoßen, in der Lage sind, die ersten Amyloid-Belastungen so abzufedern, dass diese unmerklich bleiben. Eine andere Erklärung kann sein, dass der Hippocampus bei einigen Menschen an Größe verliert, bevor es zu einer Amyloid-Belastung kommt. Das könnte durch chronischen Stress, Schlafmangel oder eine Schlafapnoe ausgelöst werden. In unserer Studie war die Hirnreserve unabhängig von der Schulbildung. Wir kennen den Auslöser der Hirnreserve nicht und müssen davon ausgehen, dass die Menschen mit mehr Hirnreserve diese schon sehr früh mit auf den Weg bekommen haben, möglicherweise noch vor der Schulzeit. Folglich stellt sich die Frage, ob eine Vergrößerung des Hippocampus im späteren Leben, etwa durch Sport (siehe ab Seite 137) und Gedächtnistraining, einen ähnlichen Effekt haben würde. Obwohl sehr viel dafür spricht, ist diese Frage derzeit noch ungeklärt.

Sie haben nun die wissenschaftliche Sicht auf Ihre Reserveeinheiten kennengelernt. Dieser Ausflug in die Hirnforschung war schon etwas komplizierter – zugegeben –, aber wie Sie sich vorstellen können, hat diese Sichtweise für viel Bewegung in der Hirnforschung gesorgt. Und vielleicht haben Sie auch bereits erkannt, welche Möglichkeiten für Sie bestehen, Ihr Gehirn fit zu machen und Ihr Demenzrisiko zu senken? Es geht um Ihre Reserveeinheit und wie Sie diese fördern können.

Das Training für Ihre kognitiven Reserven

Der wichtigste Hebel für die Förderung Ihrer Reserven: Ihr Gehirn muss in Aktion bleiben. Das geht auf ganz verschiedene Weise.

Wir haben bereits gesehen, wie wichtig es ist, unsere Hirnreserve in jeglicher Form zu stärken. Doch lässt sich jede Form der Reserve stärken? Das ist eine zentrale Frage der Hirnforschung. Die Hirnreserve beschreibt die Größe Ihrer Armee, die Stärke Ihrer Soldaten, deren Munitionsvorrat und Kommunikation. Dazu gehört natürlich auch die Gesundheit Ihrer Soldaten durch die Versorgung mit Nährstoffen und die Entsorgung von Müll (siehe Kapitel 2 ab Seite 36). Können Sie all diese Aspekte beeinflussen und stärken? Die Antwort auf diese Frage ist tatsächlich sehr kompliziert.

Das Gehirn bildet im Erwachsenenalter in den meisten Gehirnregionen keine neuen Neuronen mehr. Es gibt allerdings einige wenige Ausnahmen, die wichtigste ist der Hippocampus. Dort ist es möglich, durch Bewegung, Sport und die Erkundung von neuen Umgebungen neue Nervenzellen aufzubauen (siehe hierzu Kapitel 5 ab Seite 137). Diese ermöglichen es dem Hippocampus, die Gedächtniskapazität für neue Informationen aufrechtzuerhalten.

EINE NOCH JUNGE ENTDECKUNG: Früher stand in vielen Lehrbüchern, dass alle Nervenzellen des Gehirns bereits bei der Geburt angelegt sind, wir in späteren Jahren aber keine mehr produzieren können. Doch in den 1960er-Jahren konnten Forscher zunächst an Nagetieren zeigen, dass diese in der Lage sind, neue Neuronen zu bilden. Seit Ende der 1990er mehren sich die wissenschaftlichen Belege, dass das auch beim erwachsenen Menschen der Fall ist, und zwar in zwei Hirnregionen, im Riechkolben und im Hippocampus.

WAS HAT SICH VERÄNDERT?

Sie kennen die bekannten Suchbilder. Nur hier fehlen nicht Details, sondern 10 Dinge haben sich verändert. Die Übung ist schwerer, als Sie vielleicht denken.

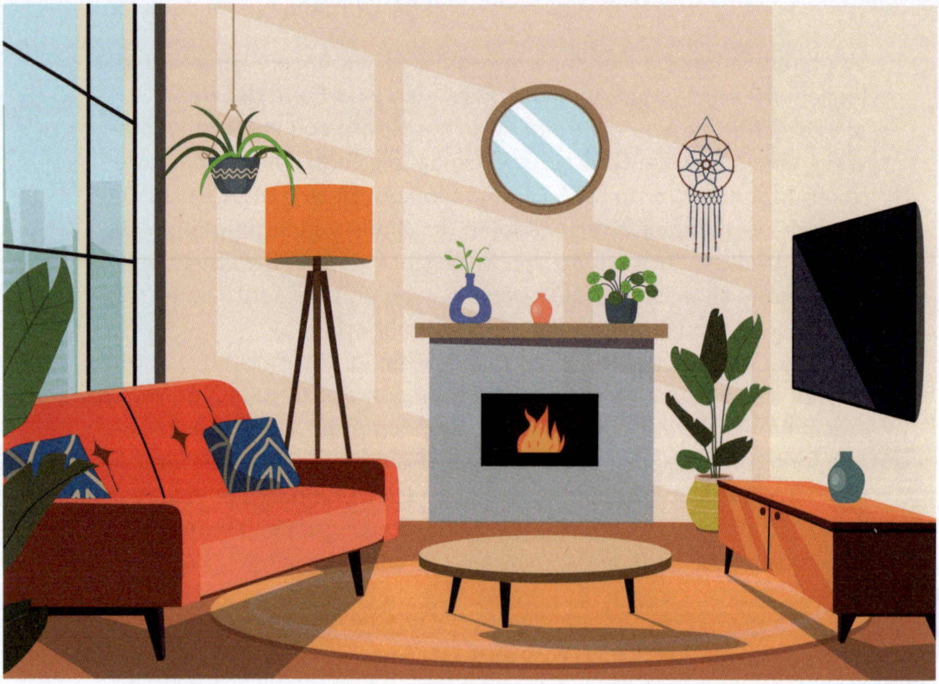

Die Übung: Konzentrieren Sie sich drei Minuten lang auf das Bild auf der linken Seite. Decken Sie vorher das rechte Bild ab, Sie sollen die Bilder nicht direkt vergleichen! Nun decken Sie das Bild links ab und suchen auf der rechten Seite nach den Veränderungen.

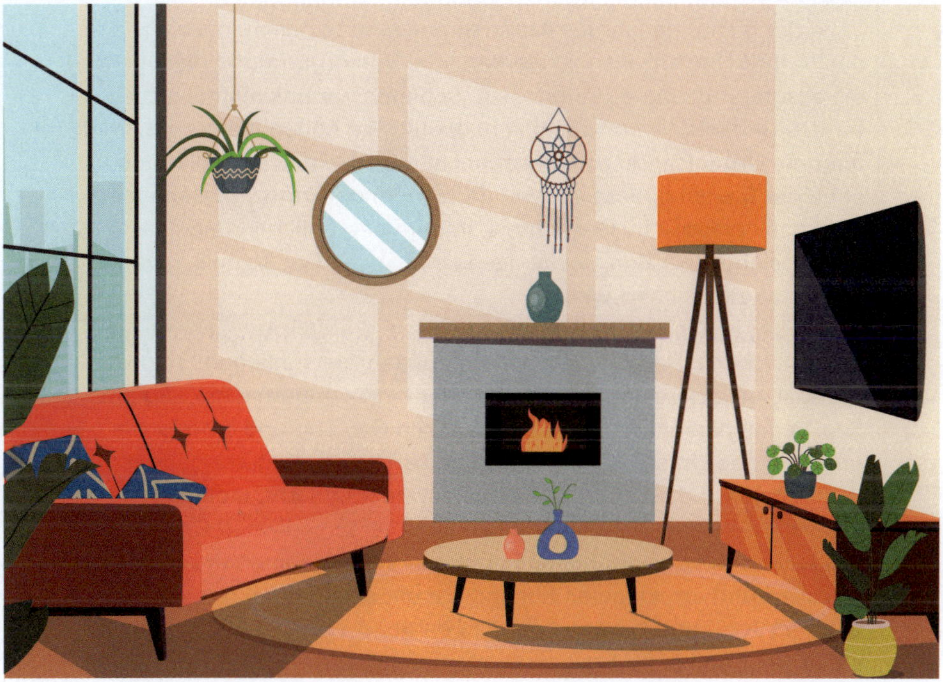

Was im Gehirn passiert: Diese Aufgabe fordert vor allem die Mustertrennung in Ihrem Hippocampus heraus. Am Ende der Übung werden die sehr ähnlichen Bilder durch wenig überlappende Neuronenpopulationen im Hippocampus (vor allem im Gyrus dentatus) gespeichert und so im Gedächtnis getrennt.

Ihr Gehirn bildet im Hippocampus im Grunde eine kleine Truppe von Elitesoldaten, die sich ganz speziell um die Verteidigung Ihres Gedächtnisses kümmern. Mehr Truppennachschub in anderen Hirnregionen gibt es dann leider nicht. Das bedeutet, dass Sie sich intensiv um die Stärke, Versorgung und logistische Unterstützung Ihrer Truppen kümmern müssen.

Logistische Unterstützung für Ihre Gedächtniszellen

Viele der bisher genannten Maßnahmen sind vor allem dazu gedacht, Ihre Nervenzellen zu stärken, ihre Versorgung und die logistische Unterstützung zu verbessern. Schauen wir uns einmal gezielt für das Gedächtnis an, was das bedeutet. Sie haben bereits sehr viel über die Organisation des menschlichen Gedächtnisses gelernt, so etwa die Tatsache, dass es zwei grundlegende Arten von Gedächtnis gibt: das episodische Gedächtnis, in dem persönliche Ereignisse abgespeichert werden, sowie das semantische Gedächtnis, in dem Fakten abgespeichert werden.

Das episodische Gedächtnis ist darauf spezialisiert, „Einmaliges" abzuspeichern. Denn genau das sind unsere persönlichen Ereignisse, egal, ob ein Restaurantbesuch oder ein Sommernachmittag am See. Jedes persönliche Ereignis ist durch Ort, Zeit und emotionale und sonstige Umstände einmalig und kann nicht in derselben Form wiederholt werden. Fakten hingegen werden gelernt, indem sie zu unterschiedlichen Zeiten und meist an unterschiedlichen Orten wiederholt werden. Während Ereignisse einen definierten zeitlichen, örtlichen und emotionalen Kontext haben, sind Fakten frei von alledem. Im Alter und bei den Frühstadien der Alzheimer-Erkrankung ist unser Gedächtnis für Ereignisse besonders betroffen. Betroffene vergessen dann, was vor einer Woche oder vor einigen Tagen passiert ist. Wen haben sie im Supermarkt getroffen? An welchem Tag waren sie baden? Die Ursache dafür sind die bereits beschriebenen Amyloid- und Tau-Ablagerungen. Die logische Frage lautet daher, wie das episodische Gedächtnis trotz des Angriffes von Alterungsprozessen und Amyloid- und Tau-Ablagerungen logistisch unterstützt werden kann und welche Rolle das semantische Gedächtnis dabei spielt. Unser episodisches Gedächtnis muss sehr viel Information verarbeiten. Es geht hier um verschiedene grundlegende Dinge: Kapazitätsreduktion und Assoziation.

Kapazitätsreduktion beschreibt die effektive Art und Weise, mit der unser Gehirn mit Informationen umgeht. Jedes Ereignis ist geprägt von einer großen Fülle von Informationen: räumliche Informationen, solche zu den Objekten, die uns umgeben, visuelle und auditorische (das Gehör betreffende) Details, Geruch, Berührung, Temperatur und noch mehr. Stellen Sie sich vor, Ihr Gedächtnis müsste jedes Mal, wenn Sie in Ihrem Lieblingsrestaurant essen gehen, diese ganze Informationsfülle komplett neu speichern. Das wäre keine sonderlich effiziente Nutzung Ihrer Nervenzellen und deren Speicherkapazität, denn ruckzuck wären die Gedächtnisspeicher voll und ihre Kapazität erschöpft. Der Trick ist: Das episodische Gedächtnis holt sich Unterstützung vom semantischen Gedächtnis. Bereits vorhandenes Faktenwissen wird genutzt, um den zu speichernden Informationsgehalt erheblich zu reduzieren.

Denn Sie wissen ja schon, dass es in Restaurants Tische, Stühle, Besteck, Kellner, Menüs und vieles mehr gibt. All diese Informationen müssen nicht neu erworben und gespeichert werden. Wenn Sie ein Restaurant zuvor schon mehrfach besucht haben, geht dessen Interieur in Ihr semantisches Gedächtnis ein. Das bedeutet, beim nächsten Besuch muss noch weniger Information gespeichert werden. Diese prädiktive Kodierung ist wie eine magische Eigenschaft unseres Gehirns. Es ist nämlich nicht nur eine Speichermaschine und ein logischer Computer, es hat auch die Funktion einer Glaskugel: Es sagt ständig vorher, was als Nächstes passieren wird.

Wenn Sie nach einer frischen Kaffee Tasse greifen, weiß Ihr Gehirn (und damit auch Sie), wie diese sich anfühlen wird: wie warm sie sein wird oder wie schwer. All diese Vorhersagen helfen Ihnen, die Tasse elegant zu ergreifen, und ganz nebenbei Ihren Kaffee zu trinken, während Sie sich mit anderen Dingen beschäftigen. Wenn Sie ein bekanntes Restaurant betreten, benutzt Ihr Gehirn die massiven Speicher Ihres semantischen Gedächtnisses, um Vorhersagen zu machen, wie es drinnen aussieht. Alles, was über dieses Restaurant bekannt ist, wird zur Vorhersage reaktiviert. Durch die Vorhersage der Restaurantinformation muss Ihr Gehirn all diese Informationen nicht erneut speichern. Tatsächlich muss es nur speichern, was der Vorhersage widerspricht. Sollte es etwa neue Leuchten geben, kommt es zu einem Vorhersagefehler und nur die entsprechende Korrektur muss neu gespeichert werden. Alle Ereignisse, die an dem Abend Ihres Besuchs passieren, können so in die Vorhersagen eingebettet werden. Sie brauchen nur die wenigen Dinge zu speichern, die wirklich neu sind. In der Wissenschaft nennt man diese Art der Gedächtnisspeicherung „Schemata-basierte Gedächtnisbildung". Unser episodisches Gedächtnis benutzt Schemata und prädiktive Kodierung, um Kapazitätsanforderungen zu reduzieren. Das semantische Gedächtnis stellt die Schemata zur Verfügung und der Frontallappen zusammen mit anderen Regionen die Fähigkeit zur prädiktiven Kodierung. Schemata und prädiktive Kodierung sind somit essenzielle logistische Unterstützungen Ihres episodischen Gedächtnisses. Je stärker die Kapazität Ihres episodischen Gedächtnisses eingeschränkt ist, umso wichtiger wird diese logistische Unterstützung.

Neben der Funktion als glaskugelhafte Vorhersagemaschine erfüllt das semantische Gedächtnis eine zweite logistische Unterstützung für das episodische Gedächtnis. Es verbessert die Speicherung und Stabilität von Erlebnissen. Ihre Erlebnisse beim Restaurantbesuch werden nicht in ein eigenes Fotoalbum eingeklebt, sondern fein säuberlich in semantische Kategorien sortiert und mit Ihrem Wissen über Restaurants verknüpft. Das ist sehr sinnvoll, denn es ermöglicht Ihnen, Ihr Erlebnis später abzurufen, wenn Sie in einem anderen Restaurant sitzen. Stellen Sie sich vor, Sie haben zum ersten Mal in Ihrem Leben eine Pizza Hawaii bestellt und sind wider Erwarten ganz begeistert von der Kombination aus Käse und Ananas. Sie werden damit Ihr semantisches Wissen über Pizzen aktualisieren. Gleichzeitig werden Sie Ihr Erlebnis mit Ihrem Wissen über Ananas und Käse verknüpfen. Diese Assoziationen werden Ihrem episodischen Gedächtnis später auf die Sprünge helfen. Assoziation ist somit eine sehr effektive logistische Unterstützung, die das semantische Gedächtnis dem episodischen Gedächtnis bieten kann.

Durch das Lernen verknüpfen

Was bedeutet das alles für Sie? Welche Konsequenzen ergeben sich aus der Tatsache, dass episodisches und semantisches Gedächtnis so eng zusammenarbeiten? Wie können Sie sich die logistische Unterstützung des semantischen Gedächtnisses zunutze machen? Hierauf gibt es nur eine und deshalb umso wichtigere Antwort: lebenslanges Lernen. Bleiben Sie neugierig und lesen Sie viel und dann noch mehr. Damit Ihnen prädiktive Kodierung und Assoziation

VERNETZUNGSÜBUNG FÜR FORTGESCHRITTENE

Der Hinweg mag einfach sein. Spannend wird es beim Zurückgehen. Erinnern Sie sich an die Kraft der Vernetzung!

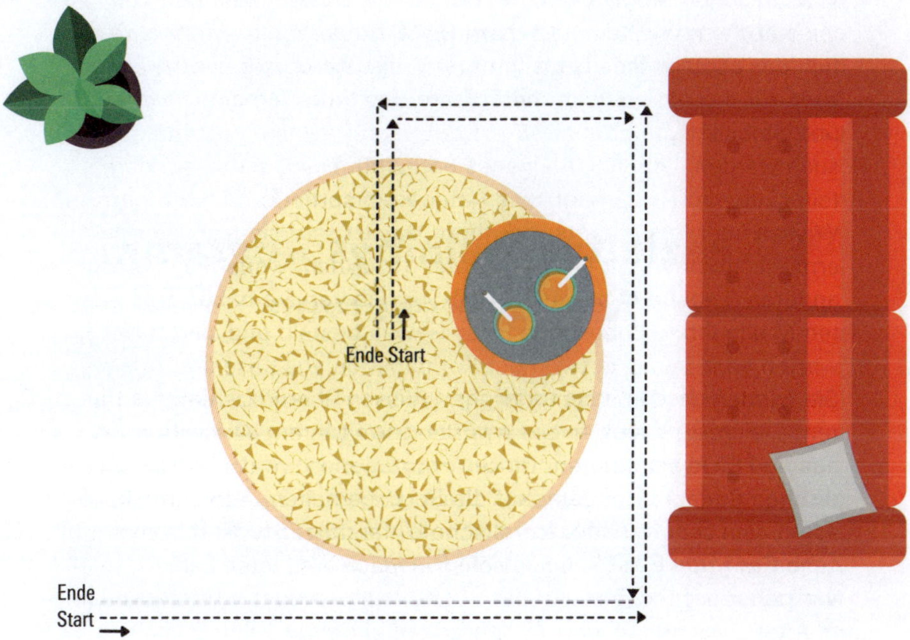

Gehen Sie in Ihrem Wohnzimmer eine Route beliebiger Strecke ab. Nun versuchen Sie, diese Route zurückzulaufen (ohne über den Rücken zu schauen). Gehen Sie langsam und konzentrieren Sie sich auf den Weg. Achten Sie darauf, dass Sie nicht stolpern können.

Was im Gehirn passiert: In Ihrem Gedächtnis und Navigationssystem werden die Kodierung des Raums (Ihr Wohnzimmer), der Objekte darin, Ihres Weges, Ihrer Körperbewegungen (Kopfwendungen) und Ihres Gleichgewichtssystems, integriert. Beim Zurücklaufen wird diese Information im Sinne einer Koppelnavigation wieder abgerufen.

helfen können, ist es wichtig, zusammenhängende Inhalte zu lernen. Wie Sie sicher ahnen, wird es Ihnen wenig helfen, sich Info-Häppchen aus den Social Media anzusehen. Lesen Sie zusammenhängende Sachtexte und trainieren Sie Ihr semantisches Gedächtnis, begreifend zu verstehen und neue Einsichten zu erlangen. Es geht wiederum um Neues, mit dem Ihr Gehirn sich beschäftigen kann. Wenden Sie sich Dingen zu, die Sie schon seit Langem reizen, aber für die Sie bisher keine Zeit gefunden haben. Das kann eine geschichtliche Epoche sein, ein Künstler, etwas Technisches, eine neue Sprache, ein Land, das Sie immer schon besuchen wollten. Der Besuch von Museen in unterschiedlichen Städten und Ländern etwa ist eine hervorragende Möglichkeit, mit der Sie die Zusammenarbeit von episodischem und semantischem Gedächtnis fördern können. Denn hier kombinieren Sie in einzigartiger Weise neue episodische Erlebnisse mit der Aktivierung und Erweiterung Ihres semantischen Gedächtnisses.

Ein gezieltes Trainingsprogramm für Ihre Reserven

Um herauszufinden, was es bringt, wenn man sein Gedächtnis trainiert und gesund lebt, haben australische Forscher eine sehr aufwendige Studie durchgeführt. Die Frage war, ob ein Gesundheitsprogramm namens „Maintain Your Brain“ die kognitive Abnahme bei älteren Menschen verlangsamen könnte. Da diese Studie für unser Ziel eines fitten Geistes doch viele Hinweise gibt, werde ich diese etwas näher beschreiben. An der Studie nahmen über 6 100 Personen im Alter zwischen 55 und 77 Jahren teil, die zwar keine Demenz hatten, jedoch ein erhöhtes Risiko dafür aufwiesen. Die Teilnehmer wurden per Zufall in zwei Gruppen eingeteilt: Eine Gruppe erhielt ein auf ihre persönlichen Risikofaktoren zugeschnittenes Online-Programm mit digitalen Coachings in Bereichen wie Bewegung, Ernährung, geistiges Training und psychische Gesundheit. Die andere Gruppe bekam zwar ebenfalls Informationen zu diesen Themen, allerdings ohne individuelle Anpassung oder persönliche Betreuung. Das Programm lief über drei Jahre. Während im ersten Jahr die aktive Unterstützung im Vordergrund stand, wurden die Teilnehmenden in den beiden Folgejahren regelmäßig weiter begleitet.

Ziel der Studie war es, herauszufinden, ob sich die geistige Leistungsfähigkeit – das Denken, Erinnern, Konzentrieren und Problemlösen – durch das Programm verbessern lässt. Und tatsächlich zeigte sich ein klarer Vorteil für die Gruppe, die aktiv am Coaching teilnahm: Ihre geistige Leistung nahm im Verlauf der drei Jahre deutlich stärker zu als bei denjenigen, die nur allgemeine Informationen erhalten hatten. Besonders stark war der Effekt bei jüngeren Teilnehmenden zwischen 55 und 65 Jahren sowie bei Frauen. Zusätzlich konnten auch positive Veränderungen in anderen Gesundheitsbereichen beobachtet werden: Die Menschen in der Coaching-Gruppe bewegten sich mehr, ernährten sich gesünder nach mediterranem Vorbild, litten seltener unter psychischem Stress und wiesen insgesamt ein geringeres zukünftiges Demenzrisiko auf.

MACH DICH GEISTIG FIT: Interessant war auch, dass der Nutzen des Programms umso größer war, je aktiver die Teilnehmenden mitgemacht hatten. Wer die Übungen regelmäßig durchführte und sich auf das Programm einließ, profitierte spürbar – sowohl geistig als auch gesundheitlich. Gleichzeitig wurde deutlich, dass viele Personen nicht alle Inhalte konsequent nutzten und somit nicht in vollem Umfang profitieren konnten.

Die Studie „Maintain Your Brain" (MYB) arbeitete mit vier verschiedenen Modulen, die sich auf Lebensstilbereiche konzentrierten, die das Demenzrisiko beeinflussen: körperliche Aktivität, Ernährung, kognitive (geistige) Aktivität und psychische Gesundheit. Jedes Modul enthielt spezifische, alltagsnahe Übungen und Aufgaben. Zu den Themen Ernährung und psychische Gesundheit haben Sie ja bereits in Kapitel 2 ausführliche Erläuterungen finden können. Besonders interessant für den Zusammenhang in diesem Buch ist der Punkt der kognitiven Aktivierung im Sinne eines Gehirntrainings. Beispielhaft lassen sich die Übungsbereiche aus dem Modul eines Online-Trainingssystems nennen: Verbales Denken und Merkfähigkeit, Visuelles Gedächtnis, Aufmerksamkeit, Arbeitsgedächtnis, Reaktionsgeschwindigkeit sowie Logisches Denken und Planung. Nach dem ersten Jahr wurden alle Teilnehmer regelmäßig an die Inhalte erinnert und erhielten in monatlichen (Intervention) beziehungsweise vierteljährlichen (Kontrollgruppe) Abständen sogenannte Booster in Form bestimmter Coachings. Diese halfen, das Gelernte im Alltag zu verankern. Wie eine typische Woche mit einem solchen Training aussehen kann, finden Sie am Ende dieses Buches, sozusagen als „anwendbare Zusammenfassung" für Sie mit all dem, was Sie rund um Ihren fitten Geist in diesem Buch erfahren haben (siehe Seite 168). Sie haben vielleicht schon gemerkt, dass einige Übungen in diesem Kapitel, wie das verbale Denken auf Seite 108, etwas leichter sind als andere, wie etwa das Fehlerbild auf Seite 112. Vielleicht ist es bei Ihnen aber auch umgekehrt? Noch kniffliger ist sicher die Aufgabe „Schatzinsel" auf Seite 122, bei der Sie zudem über einen längeren Zeitraum trainieren müssen. Die Übungen sind aber nur Beispiele, wie Sie Ihre Reserve aufbauen können. Viel wichtiger ist es: Bleiben Sie nicht bei jenen Aufgaben, die Sie gewohnt sind und Ihnen am leichtesten fallen. Wagen Sie sich auch an neue Projekte, bei denen Sie sich erst einfinden, vielleicht auch mehrmals von vorne beginnen müssen, weil es nicht gleich klappt. Genau solche Herausforderungen können Ihr Gehirn trainieren. Aber wenn es Ihnen so gar keinen Spaß macht, dann erfüllt keine Übung ihren Zweck. Denn Frustration führt nur zu Stress, und Stress – wie wir bereits aus Kapitel 3 wissen – hilft Ihrem Gehirn nicht, im Gegenteil.

Uneingeschränkt geeignet?

Die „Maintain Your Brain"-Studie hatte indes auch Grenzen in ihrer Aussagekraft. Die Teilnehmenden waren im Schnitt gebildeter, gesünder und motivierter als die Allgemeinbevölkerung. Das liegt einfach daran, dass die Teilnahme an solchen Studien freiwillig ist und Personen mit einem höheren Bildungsstatus und ohne gesundheitliche Einschränkung eher Interesse an einer Teilnahme haben. Außerdem wurde bislang nicht untersucht, ob durch das Programm tatsächlich weniger Menschen an Demenz erkranken – hierfür wären längere Beobachtungszeiträume nötig. Trotzdem zeigt die Studie deutlich, dass es möglich ist, mit einer individuell zugeschnittenen Lebensstil-Intervention die geistige Leistungsfähigkeit im Alter zu fördern. Das Programm „Maintain Your Brain" kann damit zur Blaupause für die Stärkung der kognitiven Leistungsfähigkeit werden. Aber bedenken Sie: Es ist leider nicht möglich, in dieser Studie festzustellen, welche Komponente die größte Wirkung entfaltet hat. Man darf solch ein Programm nicht überbewerten, kann sich aber die Informationen herausziehen, die für einen selbst relevant sind und einen Nutzen versprechen.

Wer mehr Neues erlebt, bleibt länger fit

Schauen wir uns genauer an, wie Sie verschiedene Bereiche Ihrer geistigen Fitness noch verbessern können.

Bildung ist für die Fitness Ihres Gehirns ein zentraler Baustein. Daher wollen wir diesen Bereich hier noch etwas stärker in seiner Funktion für die Stärkung Ihrer geistigen Leistungsfähigkeit betrachten. Die Frage, die sich hier stellt, ist, ob die Weichen dafür, wie viel Reserve unser Gehirn besitzt, im Grunde schon in unserer Jugend und unserem frühen Erwachsenenalter gestellt sind und Maßnahmen im Alter eigentlich zu spät kommen. Vieles spricht dafür, dass Sie mit Bildung Ihre Reserve und Resilienz steigern. Je mehr Sie bei Ihrem Erwachsenwerden lernen konnten, desto besser ist Ihr Gehirn vernetzt und desto flexibler kann es auf Herausforderungen reagieren. Bildung fördert die Reserve, wahrscheinlich indem sie neuronale Verbindungen stärkt und die kognitive Flexibilität erhöht. Dadurch sollte es sich besser gegen Amyloid wehren können und im Alter weniger schnell an Substanz verlieren.

Lifebrain ist ein europäisches Forschungsprojekt, das die Zusammenhänge zwischen Gehirn-, kognitiver und psychischer Gesundheit über die Lebensspanne hinweg untersucht. Dieses weist bisher nach, dass Menschen mit höherer Bildung bei Gedächtnistests im Alter konstant besser abschneiden als Menschen mit weniger Schulbildung. Doch zeigt sich dieser Unterschied nur zum Teil, weil sie kognitiv weniger verlieren oder weil ihr Gehirn langsamer altert. Vielmehr scheint der Bildungsvorsprung im Alter auf frühere Unterschiede im Leben zurückzugehen – etwa auf Anlagen, Fähigkeiten oder Lebensumstände, die bereits in Kindheit oder Jugend vorhanden waren und Menschen dazu befähigt haben, mehr Bildung zu erwerben. Das bedeutet: Menschen mit größerem Gehirnvolumen und besserer Gedächtnisleistung schon in jungen Jahren neigen auch dazu, längere Bildungswege zu gehen. Dieser sogenannte Selekti-

DIE SCHATZINSELN

Diese Übung bringt Entspannung, Konzentration und Imagination zusammen. Ein ideales Gedächtnistraining – aber anfangs nicht so einfach.

VORBEREITUNG: Machen Sie diese Übung vor dem Schlafengehen. Sie entspannt und ist ein anspruchsvolles Gedächtnistraining. Stellen Sie sich im Geist Ihre Schatzinsel vor. Welche Form hat die Insel? Wo liegen die Küsten, Riffe und wie ist die Brandung dort? Setzen Sie auf die Insel einen Berg. Wo befindet sich Wald, welche Bäume und Pflanzen befinden sich darin, wo gibt es eine Lichtung? Gibt es einen Wasserfall oder alte Ruinen und wie sind die Wege dorthin? Stellen Sie sich nun die Geräusche der Brandung, den Wind in den Blättern der Bäume und die Geräusche von Vögeln und anderen Tieren vor.

1 IN DER ERSTEN WOCHE – ALLE 2 TAGE, 15 MINUTEN: Setzen Sie sich entspannt auf eine Matte und schließen Sie die Augen. Stellen Sie sich nun vor, wie die einzelnen Orte Ihrer Schatzinsel in Realität aussehen, nicht wie auf dem Lageplan. Wenden Sie von jedem Ort, den man auf Ihrer Insel findet (Küste, Ruine, Wasserfall), den Kopf zum Berg. Prägen Sie sich dabei Ihre entworfene Landschaft gut ein.

2 IN DER ZWEITEN WOCHE – ALLE 2 TAGE, 15 MINUTEN: Wie oben vorbereiten. Begraben Sie einen Schatz an drei verschiedenen Stellen auf Ihrer Insel. Achten Sie darauf, dass die drei Stellen mit größtmöglichem Abstand über die Insel verteilt sind. Schauen Sie von jedem der Stellen mit Kopfwendung zum Berg. Merken Sie sich Ihre Kopfposition.

3 IN DER DRITTEN WOCHE – ALLE 2 TAGE, 15 MINUTEN: Wie oben vorbereiten. Sammeln Sie Ihre Schätze wieder ein. Schauen Sie dabei von der Schatzposition unter realer Kopfwendung zum Berg, um sicher zu sein, dass Sie richtigliegen.

4 IN DER VIERTEN WOCHE – ALLE 2 TAGE, 15 MINUTEN: Wie oben vorbereiten. Es ist nachts, Sternenhimmel. Stellen Sie sich vor, wie die Sterne relativ zur Küste, zum Berg, zur Ruine und zum Wasserfall liegen. Sammeln Sie Ihre Schätze erneut ein. Sie müssen sich an den Sternen orientieren. Heben Sie regelmäßig den Kopf, um die Sterne zu sehen.

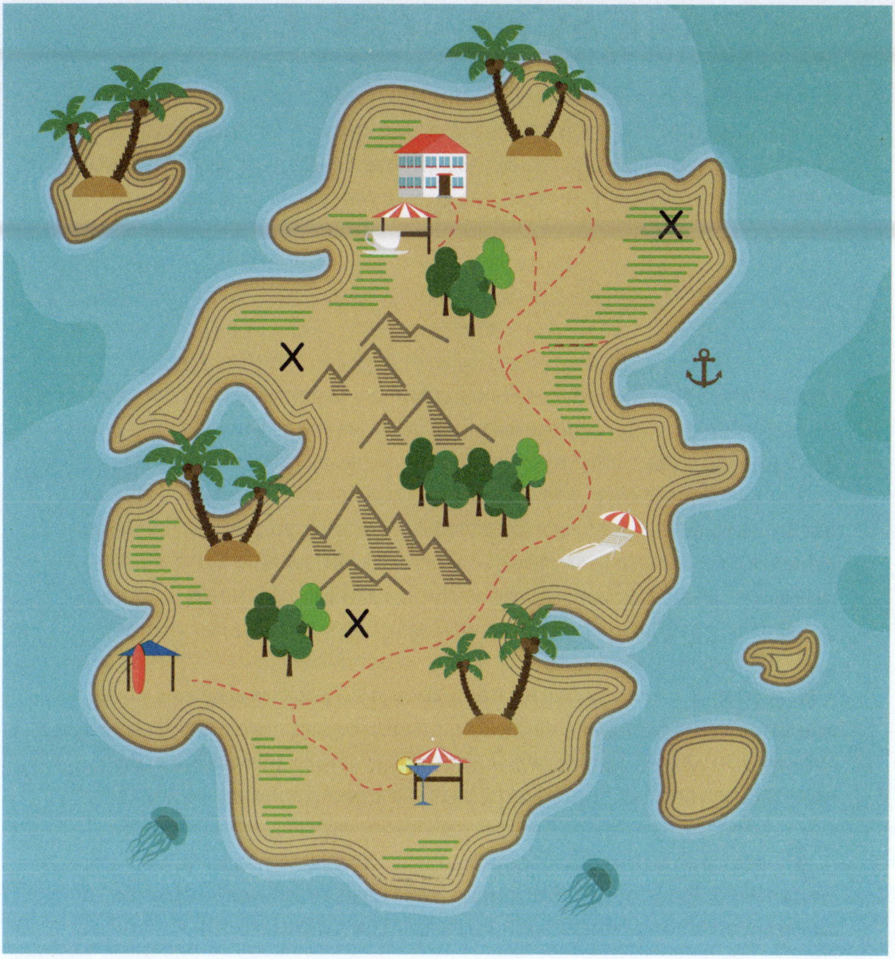

TRAININGSSTUFE II:

Stellen Sie sich im Geist Ihre zweite Schatzinsel vor und wiederholen Sie dort die Schritte eins bis vier. Gehen Sie nun zurück zur ersten Schatzinsel und wiederholen Sie dort die Schritte eins bis vier. Gehen Sie zurück zur zweiten Schatzinsel und wiederholen auch dort die Schritte eins bis vier. Schaffen Sie es, auf diese Weise Schätze auf fünf verschiedenen Inseln zu verstecken?

Was im Gehirn passiert: Diese Übung verbindet wesentliche Aspekte Ihres episodischen Gedächtnisses, Ihres Navigationssystems und der mentalen Manipulation von Information (zum Beispiel mentale Rotation) – Fähigkeiten, die Sie durch Ihr Navi im Auto schon etwas verlernt haben.

onseffekt erklärt wahrscheinlich einen Teil des Zusammenhangs zwischen Bildung und geistiger Leistungsfähigkeit im Alter. Bildung bietet somit einen „höheren" Ausgangspunkt, von dem aus das Gehirn altert. In der Lifebrain-Studie war höhere Bildung auch mit einem größeren Gehirnvolumen verbunden – allerdings eben nicht mit einer Verlangsamung der kognitiven Alterung. Menschen mit höherer Bildung haben möglicherweise „mehr Gehirnmasse" zur Verfügung, aber sie verlieren sie im Alter genauso schnell wie andere. Auch zeigte sich, dass sich gebildete Menschen nicht besser auf wiederholte Tests einstellen konnten als weniger gebildete – was gegen die Idee spricht, dass sie durch Übung besonders stark profitieren. Menschen mit höherer Bildung gehen folglich schlicht mit mehr Soldaten in die Auseinandersetzung mit Amyloid. Sie verlieren ihre Soldaten nach aktuellem Stand der Forschung genauso wie Menschen mit niedrigerer Bildung. Das wiederum ist ein starker Hinweis dafür, dass Bildung etwas mit Hirnreserve (BR) zu tun hat, wohingegen die Verbindung zu kognitiver Reserve (CR, siehe Seite 103) noch unklar ist. Die Lifebrain-Studie widerspricht hier anderen Studien, die Bildung stärker mit kognitiver Reserve in Verbindung bringen. Leider müssen wir derzeit noch mit dieser wissenschaftlichen Unklarheit leben. Zusammenfassend liefert die Studie aber ein nuancierteres Bild als bisher. Bildung ist mit besserer geistiger Leistungsfähigkeit im Alter verbunden – aber nicht, weil sie das Gehirn schützt, sondern weil sie ein höheres Ausgangsniveau bildet, auf dem eine Abnahme von neuronalen Ressourcen stattfindet. Das wiederum bedeutet, dass lebenslanges geistiges, soziales und körperliches Engagement wichtig ist, um den Vorteil des erhöhten Ausgangsniveaus möglichst lange aufrechtzuerhalten.

Immer wieder neue Wege gehen

Das NOMAD-Modell (NOvelty-related Motivation of Anticipation and exploration by Dopamine, siehe Seite 144) beschäftigt sich mit der Frage, wie Neugier, Motivation und Gedächtnis im menschlichen Gehirn zusammenhängen – und welche Rolle dabei der Botenstoff Dopamin spielt, insbesondere im Hinblick auf gesundes Altern. Im Mittelpunkt steht die Beobachtung, dass das Gehirn besonders stark auf neue Reize reagiert – etwa auf unbekannte Bilder, unbekannte Orte oder neue Erfahrungen. Über eine Kernspintomographie lässt sich zeigen, dass solche neuen Eindrücke das sogenannte Belohnungssystem im Gehirn aktivieren, das auch bei anderen positiven Erfahrungen wie Essen oder Gewinnen aktiv wird. Die zentrale Rolle in diesem Prozess spielt Dopamin, ein Neurotransmitter. Die Dopaminfreisetzung sorgt dafür, dass Menschen motiviert sind, sich mit neuen Dingen auseinanderzusetzen – Neugier wird also nicht nur psychologisch, sondern auch neurobiologisch gesteuert.

Gleichzeitig wird bei der Begegnung mit Neuem auch der Hippocampus aktiviert. Das bedeutet, dass neue Informationen in einem Zustand erhöhter Aufmerksamkeit und Motivation besser gespeichert werden. Die Verbindung von Neugier, Dopamin und Gedächtnisfunktion ist ein zentrales Element dafür, wie wir lernen und wie Erinnerungen entstehen. Im Alter jedoch verändert sich dieses System. Die Fähigkeit des Gehirns, Dopamin zu produzieren und auf neue Reize zu reagieren, nimmt mit der Zeit ab. Dieser altersbedingte Rückgang kann dazu führen, dass Menschen weniger motiviert sind, Neues zu entdecken, und dass das Gedächtnis nicht mehr so gut funktioniert wie in jungen Jahren (siehe Seite 85).

Je älter wir werden, desto wichtiger ist demzufolge körperliche Aktivität und geistige Offenheit. Bewegung, vor allem in Verbindung mit dem Erkunden neuer Umgebungen, beeinflusst unser Dopaminsystem ganz offenbar positiv und gleichzeitig sorgt Dopamin auch dafür, dass wir mehr Lust auf Bewegung haben. Menschen, die körperlich aktiv und geistig neugierig bleiben, können damit aktiv dazu beitragen, dass Gedächtnis und Lernfähigkeit im Alter möglichst lange erhalten bleiben. Hilfreich ist bereits, sich auf Neues zu freuen oder sich zukünftige neue Erlebnisse bildlich vorzustellen, denn bereits die Vorfreude auf eine neue Erfahrung kann das Belohnungssystem aktivieren und damit positive Effekte auf Motivation und Gedächtnis haben.

Wie Offenheit Ihrem Gehirn hilft

„Openness to Experience" (Offenheit für Erfahrungen) ist eines der Big-Five-Persönlichkeitsmerkmale. Es beschreibt, wie aufgeschlossen, neugierig und einfallsreich jemand ist. Menschen mit hoher Offenheit sind oft kreativ, lieben neue Erfahrungen und sind intellektuell interessiert. Openness, so legen es auch Studien nahe, hat für unsere kognitiven Funktionen eine schützende Wirkung. Wer offener und neugieriger ist, altert im Kopf langsamer und bleibt geistig fitter. Erinnern Sie sich an die Super-Ager auf Seite 93? Das bedeutet, dass Menschen mit hoher Offenheit möglicherweise weniger anfällig für kognitive Beeinträchtigungen sind, selbst wenn sie altersbedingte Veränderungen im Gehirn aufweisen.

DIE GROSSEN FÜNF: In der Persönlichkeitspsychologie wird mit den „Big Five" die menschliche Persönlichkeit erfasst und in fünf Kategorien beschrieben: Offenheit, Gewissenhaftigkeit, Extraversion, Verträglichkeit und Neurotizismus. Jede Eigenschaft kann dabei zwei verschiedene Ausprägungen haben und damit die Persönlichkeit prägen. Genutzt wird das Modell nicht nur in der Psychologie, sondern auch etwa in Personalabteilungen von Unternehmen, um Mitarbeiter zu beurteilen.

Eine Studie fand heraus, dass eine höhere Offenheit fördernde Auswirkungen auf ein flüssigeres Denken und einen umfangreicheren Wortschatz hatte. „Openness" schützt also vermutlich vor kognitiver Verschlechterung im Alter, weil sie die kognitive Reserve erhöht, indem Menschen sich intellektuell betätigen und neue Dinge lernen. Dies könnte dazu beitragen, dass das Gehirn widerstandsfähiger gegenüber Schäden wird. Menschen mit hoher Offenheit sind außerdem häufig besser darin, sich an Veränderungen anzupassen und neue Strategien zu entwickeln, um kognitive Herausforderungen zu bewältigen. Auch das dürfte helfen, trotz altersbedingter Veränderungen im Gehirn eine gute Leistung aufrechtzuerhalten. Darüber hinaus sind Menschen mit höherer Offenheit engagierter, kognitiv stimulierende Aktivitäten auszuüben, die dazu beitragen, die kognitive Funktion im späteren Leben zu erhalten. Bleiben Sie offen für Neues! Wagen Sie sich an neue Aufgaben, erkunden Sie neue Umgebungen, bleiben Sie in Kontakt zu Menschen, tauschen Sie sich aus. Nun sind nicht alle Mensch gleich offen und gehen extrovertiert durchs Leben. Aber auch wenn Sie zu den stilleren Menschen gehören und vielleicht eher zögerlich sind, können Sie im Kleinen das Neue entdecken und erforschen. Jedes neue Erlebnis trainiert Ihr Gehirn.

MEINE 5 TIPPS FÜR DEN ALLTAG

Aktivieren Sie die Kraft von Neuheit und mehr Dopamin. Das geht auch ganz einfach in Ihrem Alltag.

- Stellen Sie Ihr Navi auf Nordweisend ein: Unsere Navigationsgeräte sind darauf eingestellt, sich nach der Fahrtrichtung auszurichten. Wenn ein Navigationsgerät auf „Norden weist" eingestellt ist, bedeutet das, dass die Karte immer so ausgerichtet ist, dass Norden oben ist, unabhängig davon, in welche Richtung das Fahrzeug fährt. Das heißt auch, dass sich die Karte dreht, während Sie fahren, um sicherzustellen, dass Norden oben bleibt. Das zwingt Ihr Gehirn dazu, die Topographie der Region zu verstehen und die Karte mental zu rotieren.

- Wenn Sie in einer Ihnen gut bekannten Gegend spazieren gehen, beobachten Sie Ihre Umgebung mit neuer Aufmerksamkeit. Was hat sich im Vergleich zu Ihrem letzten Spaziergang geändert? Gibt es Pflanzen, die Ihnen bisher nicht aufgefallen sind? Hat sich das Blattwerk der Bäume verändert? Wurde vielleicht ein Straßenschild ausgetauscht? Gehen Sie auf eine bewusste Suche. Das trainiert die visuelle Mustertrennung im Gedächtnis und fördert die Detektion von Neuheit in bekannten Umgebungen.

- Erleben Sie Ihre Lieblingsinhalte neu: Welches sind Ihre Lieblingssymphonien? Hören Sie regelmäßig eine neue Aufnahme dieser Symphonie durch unterschiedliche Orchester und Dirigenten. Wie unterscheiden sich die Aufnahmen? Was gefällt Ihnen besonders gut und was nicht? Hier muss das Gehirn das auditorische Gedächtnis trainieren und Mustertrennung für Gehörtes betreiben. Das trainiert Ihren Hippocampus und dessen Zusammenarbeit mit Ihrem Gehör.

- Eine gewohnte Umgebung vermittelt Vertrauen und Gemütlichkeit. Aber versuchen Sie sich öfters einmal an kleinen und vielleicht auch größeren Veränderungen in Ihrem Wohnumfeld. Ein neues Bild an der Wand, das Umstellen von Möbeln, neue Farbe, Blumen vermitteln Abwechslung und können das Belohnungssystem aktivieren.

- Wagen Sie auch beim Essen mal etwas Neues: Es ist natürlich effizienter, immer die gleichen Nahrungsmittel zu kaufen. Aber probieren Sie öfter mal etwas Neues aus. Lassen Sie sich auf neue Nahrungsmittel ein, die Sie bisher nicht kannten, und probieren Sie neue Rezepte aus. Auch das aktiviert Ihr Belohnungssystem und trainiert Ihr episodisches und semantisches Gedächtnis. Zudem ist es eine sehr multisensorische Erfahrung.

Stärken Sie Ihre kognitive Reserve im Alltag

Je mehr Potenzial Ihr Gehirn in petto hat, desto besser altert es. Um das zu schaffen, brauchen Sie oft nur ganz alltägliche Aktivitäten zu intensivieren.

Bildung und lebenslanges Lernen spielen eine wesentliche Rolle, wenn es darum geht, unser Gehirn stark zu machen. Aber auch Fort- und Weiterbildungen sowie die aktive Auseinandersetzung mit neuen Themen fördern die geistige Flexibilität. Ihr Beruf fordert Sie immer wieder heraus? Ihr Arbeitgeber fördert Weiterbildungsangebote? Sehr gut! Denn komplexe und geistig anspruchsvolle Berufe tragen ebenfalls zur Förderung der kognitiven und der Hirnreserve bei. Sie erhöhen insbesondere die Synapsenzahl (Munition) und verbessern die Axonleitung (Kommunikation) Ihrer Nervenzellen. Dabei sind vielseitige Tätigkeiten mit Problemlösungen, analytischem Denken und kreativem Arbeiten besonders förderlich. Doch nicht nur Ihr Beruf und freiwillige Weiterbildung stärken die Reserve. Auch Freizeitaktivitäten und Hobbys spielen eine wichtige Rolle. Besonders gilt das für geistig anregende Hobbys wie Lesen, Schreiben oder Musizieren. Aber auch Gesellschaftsspiele, Schach oder Kreuzworträtsel fordern das Gehirn heraus und fördern neuronale Verknüpfungen. Gehen Sie gerne ins Theater? Hervorragend! Kulturelle Aktivitäten wie Theater- oder Konzertbesuche bieten nicht nur emotionalen und intellektuellen Genuss, sondern stimulieren kognitive Prozesse aufs Feinste.

Wenn Sie können, reisen Sie und sammeln Sie damit neue Erfahrungen. Reisen konfrontiert das Gehirn mit ständig neuen Herausforderungen. Sie müssen sich in fremden Umgebungen orientieren, vielleicht in einer neuen Sprache unterhalten oder erkunden ganz neue Kulturen und Gewohnheiten. Doch dabei muss es gar nicht in exotische Länder und weiter in die Ferne gehen. Selbst Mikroabenteuer oder spontane Ausflüge in Ihrer näheren Umgebung wirken sich positiv auf die geistige Flexibilität aus. Gefördert wird in beiden Fällen die kognitive Reserve und wahrscheinlich auch die Hirnreserve.

MEHRDIMENSIONAL LEBEN: Freizeitaktivitäten helfen dem Gehirn auf mehreren Ebenen. Sie unterstützen dabei, stärkere und effizientere neuronale Netzwerke aufzubauen, was bedeutet, dass das Gehirn Informationen besser verarbeiten und Aufgaben auch unter schwierigen Bedingungen bewältigen kann. Zudem fördern sie die geistige Flexibilität und somit die Fähigkeit, sich an neue Situationen anzupassen und alternative Lösungswege zu finden.

Lesen, Sprachen und Musik – Nahrung für Gehirn und Seele

Lesen ist weit mehr als nur eine einfache Freizeitbeschäftigung oder gar ein schulischer Bildungszwang – es ist ein besonders effektives Training für unser Gehirn. Während Sie lesen, werden zahlreiche Hirnareale gleichzeitig aktiviert, darunter der visuelle und der auditorische Kortex sowie Regionen, die für Sprachverarbeitung und semantisches Gedächtnis zuständig sind. Studien haben gezeigt, dass Lesen die Vernetzung zwischen verschiedenen Hirnregionen verbessern kann. Und nachdem Sie dieses Buch gelesen haben, wissen Sie auch, warum das so ist. Denken Sie auch daran, sich immer wieder mit neuer und ganz unterschiedlicher Lektüre zu versorgen.

Darüber hinaus erweitern Sie durch regelmäßiges Lesen Ihren Wortschatz und Ihr Allgemeinwissen erheblich. Das Textverständnis vertieft sich und das Erinnerungsvermögen ist bei regelmäßigem Lesen besser entwickelt. Besonders das Lesen von Belletristik – ob historische Romane, Krimis oder Liebesgeschichten – trainiert das Gedächtnis, da es erfordert, sich an Handlungsdetails zu erinnern und Zusammenhänge zu erkennen. Und nicht zuletzt fördert das Lesen unser kritisches Denken, indem es Ihre Fähigkeit stärkt, Informationen zu analysieren, zu bewerten und eigene Standpunkte dazu zu entwickeln. Ein enormer Schatz über das reine Gehirntraining hinaus.

SPRACHENLERNEN ALS HIRNTRAINING: Das Erlernen einer neuen Sprache ist eine effektive Maßnahme zur Stärkung der Gehirnreserve (siehe Seite 103). Es verbessert die sogenannte Neuroplastizität: die Fähigkeit des Gehirns, sich an neue Anforderungen anzupassen und zu verändern. Durch den komplexen Lernprozess werden die sogenannten exekutiven Funktionen wie Planungsfähigkeit, Entscheidungsfindung und Problemlösung gefördert.

Ebenso kraftvoll wie das Lesen oder Erlernen einer neuen Sprache wirkt Musik auf unser Gehirn und unsere Seele. Der Besuch von Konzerten ist nicht nur ein kulturelles Erlebnis, sondern auch eine Form sozialer Teilhabe. Musikveranstaltungen fördern das Gemeinschaftsgefühl und können intensive emotionale Erfahrungen hervorrufen. Die Kombination aus Musik, visuellen Reizen und der Atmosphäre eines Livekonzerts oder eines Festivals stimuliert das Gehirn auf vielfältige Weise und fördert Aufmerksamkeit, Gedächtnis und Kreativität. Studien konnten zeigen, dass das Hören von Musik – insbesondere klassischer Musik – die kognitive Leistungsfähigkeit verbessern kann. Es hilft, sich besser zu konzentrieren, kreative Lösungswege zu finden und sich zu erinnern, etwa an frühere Konzerte, auf denen Sie ein bestimmtes Stück gehört haben.

Musik kann für uns aber noch viel mehr Gutes tun: Sie schafft es, die Stimmung aufzuhellen, Stress zu reduzieren und den Körper zur Ruhe zu bringen. Vor allem Musik, die wir lieben, wirkt entspannend, indem sie die Ausschüttung von Glückshormonen wie dem wichtigen Dopamin fördert. Und wie wir bereits wissen, wirkt sich diese Stressreduktion auch auf einen erhöhten Cortisolspiegel positiv aus.

Und dann noch ein letzter Tipp für mehr geistige Stimulation in Ihrem Alltag: Sind Sie ein Genussmensch, der es liebt, verschiedene Geschmacksrichtungen auszuprobieren und in der eigenen Küche Gerichte immer wieder neu zu kombinieren? Sehr gut! Denn mit Kochen zaubern Sie nicht nur für Ihre Geschmacksnerven immer wieder schöne Überraschungen, sondern können auch etwas für die Leistungsfähigkeit Ihres Gehirns machen. Aber liegt Ihnen nichts ferner, als gerne in der Küche zu stehen und neue Rezepte auszutesten? Sind Sie ein richtiger Kochmuffel? Dann heißt es jetzt insbesondere für Sie: Probieren Sie es unbedingt aus. Wagen Sie sich in das neue Abenteuer direkt in Ihrer Küche!

Tanzen Sie Ihr Gehirn fit

Im nächsten Kapitel werden Sie noch einiges über die Bedeutung von Sport und Bewegung erfahren – wozu eigentlich auch das Tanzen gehört. Aber wir schauen uns Tanzen bereits hier an, denn es hat sich als besonders effektive Methode erwiesen, um die kognitive Reserve zu stärken und damit kognitiven Beeinträchtigungen im Alter entgegenzuwirken. Tanzen bewirkt eine Vielzahl von positiven Effekten auf das Gehirn. Durch die Kombination aus körperlicher Bewegung, musikalischer Stimulation, kognitiver Herausforderung, Gleichgewichtstraining und sozialer Interaktion werden mehrere Hirnregionen gleichzeitig aktiviert, was zu einer deutlichen Verbesserung der geistigen Leistungsfähigkeit führen kann.

TANZEN SENKT DAS DEMENZRISIKO: Eine Langzeitstudie des Albert Einstein College of Medicine untersuchte den Einfluss verschiedener Freizeitaktivitäten auf das Demenzrisiko bei älteren Erwachsenen. Die Forscher kamen zu dem Ergebnis, dass regelmäßiges Tanzen das Risiko, an Demenz zu erkranken, um beeindruckende 76 Prozent senken kann – ein Wert, der unter allen analysierten Aktivitäten am höchsten war.

Ein beeindruckendes Resultat, das aber in anderen Studien noch bestätigt werden muss. Neben den kognitiven Aspekten bringt Tanzen aber auch ganzheitliche gesundheitliche Vorteile mit sich. Es hilft dabei, Stress abzubauen und die Stimmung zu verbessern, da es die Ausschüttung von Endorphinen – den körpereigenen Glückshormonen – anregt. Außerdem ist Tanzen häufig eine soziale Aktivität, bei der neue Kontakte geknüpft und bestehende Beziehungen gepflegt werden können. Diese sozialen Interaktionen – ich kann es nicht oft genug betonen – wirken sich ebenfalls positiv auf das Wohlbefinden und die geistige Gesundheit aus.

Und dann bietet das Tanzen noch so einige positive Auswirkungen für Ihre physische Gesundheit: Tanzen verbessert nicht nur die körperliche Fitness, es schult auch das Gleichgewicht und kann damit das Risiko für Stürze und damit verbundene Verletzungen senken. Die Palette an Tanzstilen ist riesig und geht weit über klassische Standardtänze wie dem Walzer hinaus. Ob Salsa, Boogie-Woogie, Discofox oder Line Dance: Es ist beinahe für jeden Geschmack etwas dabei.

DER SUPERLATIV DES DENKSPORTS

Kein anderer Sport ist derart in der Lage, so viele Gutes für unser Gehirn zu tun wie das Tanzen.

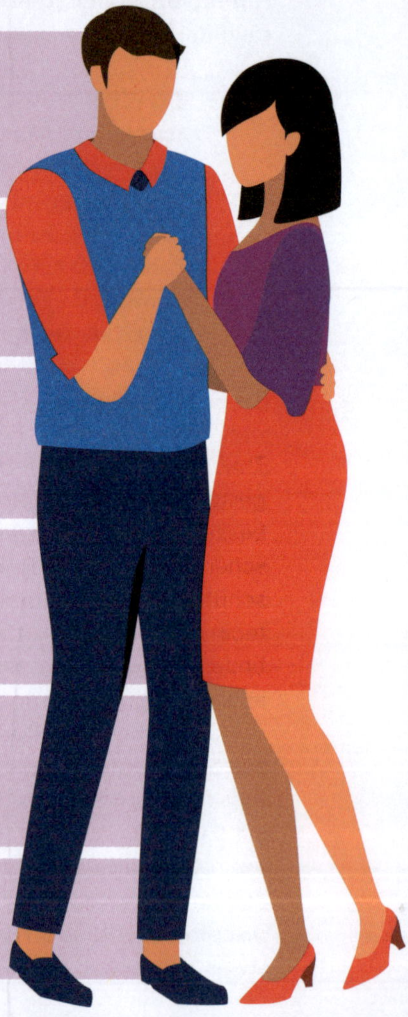

- **Volle Konzentration:** Das Gehirn wird voll und ganz beansprucht: auf die Musik achten, Schrittfolgen einhalten, den Raum wahrnehmen und das Gegenüber einbeziehen. Besser können Sie Ihre Netzwerke im Gehirn nicht unterstützen.
- **Körperliche Bewegung:** Kommt man ordentlich ins Schwitzen, kann man nicht nur den Blutdruck senken, sondern fördert auf besondere Weise die Neurogenese und damit das Wachstum der Hirnzellen im Hippocampus.
- **Gleichgewichtstraining:** Das Gleichgewichtssystem wird zusammen mit der Kopfpositionskontrolle aktiviert, und durch die Gleichzeitigkeit vieler Abläufe müssen die Gehirnregionen besonders eng kommunizieren.
- **Neuland, jedes Mal:** Kein Tanz gleicht dem anderen, auch wenn es immer wieder ein Walzer ist. Die Bedingungen ändern sich beständig, der Tanzstil, der Raum, die Musik, der Tanzpartner. Das fördert die Neuroplastizität.
- **Musikalische Stimulation:** Verschiedene Regionen des Gehirns werden aktiv, wie der motorische Kortex und das limbische System. Musik weckt Assoziationen und Emotionen, das kann das Wohlbefinden stärken und den Stress senken.
- **Soziale Interaktion:** Bei keinem anderen Sport ist man so eng mit Menschen verbunden wie beim Tanzen, das regt den Geist an und fördert die Glückshormone.

Geselligkeit hilft dem Gehirn

Apropos soziales Miteinander: Dieses ist von zentraler Bedeutung für die Förderung der kognitiven Reserve und die Erhaltung der geistigen Leistungsfähigkeit im höheren Lebensalter. Es bietet nicht nur emotionale Unterstützung, sondern aktiviert auch kognitive Prozesse. Zahlreiche wissenschaftliche Studien zeigen, dass Menschen mit intensiven sozialen Netzwerken ein geringeres Risiko haben, kognitive Beeinträchtigungen oder Demenz zu entwickeln. Soziale Aktivitäten tragen zur kognitiven Flexibilität bei und halten das Gehirn geistig aktiv. Ein Mangel an sozialer Stimulation hingegen kann zu einer Verringerung der geistigen Aktivität und Motivation führen, sich um die eigene kognitive Gesundheit zu kümmern.

JEDER MUSS SICH WOHLFÜHLEN: Nicht jeder Mensch ist ein Partytyp und wirft sich freudig in volle Festzelte. Das muss auch niemand tun! Es geht bei sozialer Aktivität um das Zusammensein und den Austausch mit Menschen, ob nun ein enger Freund bei einem Spaziergang, die nette Nachbarin am Gartenzaun oder 20 sympathische Kollegen bei einem Betriebsausflug, ist dabei nicht entscheidend. Auch ehrenamtliche Arbeit, Vereinsmitgliedschaften oder regelmäßige Treffen mit Freunden und Familienmitgliedern regen den Geist an.

Theoretische Modelle gehen davon aus, dass soziale Interaktionen geistige Stimulation bieten und dadurch kognitive Funktionen verbessern. Diese positiven Effekte lassen sich auch auf physiologischer Ebene nachweisen. Soziale Interaktionen fördern die Ausschüttung von Neurotransmittern wie Dopamin, Serotonin und Oxytocin. Diese Botenstoffe sind nicht nur für das emotionale Wohlbefinden und die Stressregulation zuständig, sondern unterstützen auch die neuronale Gesundheit.

Gemeinsame Unternehmungen und Gespräche regen Denkprozesse an, fördern das Gedächtnis und helfen dabei, sprachliche Fähigkeiten zu erhalten. Über die kognitiven Vorteile hinaus erfüllen soziale Kontakte auch eine wichtige psychologische Funktion. Sie vermitteln das Gefühl von Unterstützung und Zugehörigkeit, ermöglichen den Austausch von Wissen und Erfahrungen und fördern Empathie sowie soziale Kompetenzen. Dies alles trägt dazu bei, stabile und konstruktive zwischenmenschliche Beziehungen zu pflegen.

Entspannen Sie sich

Yoga und Meditation sind zwei eng miteinander verbundene Praktiken, die eine Vielzahl positiver Effekte auf die Gehirnreserve, die geistige Leistungsfähigkeit und das allgemeine Wohlbefinden haben können. Wissenschaftliche Studien haben gezeigt, dass diese Methoden weit mehr als nur Entspannungstechniken sind – sie unterstützen nachweislich die Gesundheit des Gehirns. Beide fördern den Abbau von Stress, indem sie die Ausschüttung von Endorphinen im Gehirn anregen. Gleichzeitig fördern sie die Achtsamkeit – das bewusste, wertfreie Wahrnehmen des gegenwärtigen Moments. Das kann helfen, Ängste zu reduzieren und das allgemeine Wohlbefinden zu steigern. Yoga bringt zudem physische Vorteile mit sich: Es verbessert die Flexibilität, Muskelkraft und das Gleichgewicht. Zwar ist die wissenschaftliche Forschung in diesem Bereich noch sehr jung und nicht abgeschlossen, doch deuten die bisherigen Ergebnisse darauf hin, dass diese Praktiken einen Beitrag zur Förderung der kognitiven Reserve und der Resilienz leisten können und damit nicht zuletzt auch die Hirnreserve schützen.

Im Zusammenhang mit geistiger Gesundheit spielt auch der bewusste Umgang mit Stress eine entscheidende Rolle. Chronischer Stress hat nachgewiesenermaßen schädliche Auswirkungen auf das Gehirn (siehe Seite 84). Er kann zu strukturellen Veränderungen in sensiblen Hirnarealen wie dem Hippocampus und dem präfrontalen Kortex führen – genau in jenen Regionen, die für Gedächtnis, Lernen und Entscheidungsfindung zuständig sind. Zur Stressbewältigung stehen viele bewährte Methoden zur Verfügung. Meditation, Autogenes Training oder auch die Progressive Muskelentspannung nach Jacobson können dabei helfen, den Geist zu beruhigen, Gedanken zu ordnen und achtsam mit Stressoren umzugehen. Yoga und Tai Chi kombinieren Bewegung mit Atmung und Entspannungstechniken, was besonders effektiv bei körperlich spürbarem Stress ist.

1 ACHTEN SIE AUF DEN MOMENT: Bei dieser Bodyscan-Übung geht es darum, dass Sie Ihren ganzen Körper mit einer neuen Achtsamkeit erspüren. Sie können diese im Sitzen oder Liegen ausüben. Wandern Sie mit Ihrer Wahrnehmung langsam und schrittweise von den Zehen bis zum Scheitel. Konzentrieren Sie sich nur auf die Empfindungen. Atmen Sie langsam ein und aus. Beurteilen Sie die wahrgenommenen Gefühle oder Gedanken nicht, spüren Sie nur in sich hinein.

2 EINE KLEINE ATEMÜBUNG ZUR ENTSPANNUNG: Suchen Sie sich eine bequeme Position, im Sitzen oder Liegen. Auf jeden Fall sollte der Bauch nicht eingeschränkt sein. Wenn Sie mögen, schließen Sie die Augen. Atmen Sie in den Bauch ein. Er wölbt sich dabei nach außen. Zählen Sie währenddessen langsam bis vier. Atmen Sie vollständig aus, ohne Druck auszuüben. Zählen Sie dabei ebenfalls bis vier. Wenn Sie diese Übung gut beherrschen und sich daran gewöhnt haben, können Sie die Dauer des Ein- und Ausatmens verlängern.

3 PROGRESSIVE MUSKELENTSPANNUNG: Setzen Sie sich bequem auf einen Stuhl, beide Füße stehen fest auf dem Boden auf. Schließen Sie Ihre Augen und legen Sie die Hände locker auf die Oberschenkel. Atmen Sie ruhig und tief ein und aus. Dabei beobachten Sie, wie sich Ihre Bauchdecke beim Einatmen hebt und beim Ausatmen senkt. Nun machen Sie mit der rechten Hand eine Faust, die Sie mit starker Anspannung schließen und geschlossen halten. Sie halten die Anspannung für fünf bis zehn Sekunden. Dann beenden Sie die Anspannung und atmen dabei bewusst aus. Sie öffnen nun die Faust und lassen Hand und Arm etwa 30 Sekunden entspannt herunterhängen. Dem Unterschied zwischen der Anspannung und der soeben eingetretenen Entspannung gilt es nachzuspüren. Nach Händen und Armen folgen Übungen der Gesichtsmuskulatur und dann, von oben nach unten, der anderen Körperregionen.

Auch regelmäßige körperliche Betätigung, sei es durch Sport oder einfache Bewegung im Alltag, wirkt nachweislich stressreduzierend. Soziale Unterstützung – Zeit mit Freunden und Familie – ist ein weiterer zentraler Faktor, um das emotionale Gleichgewicht zu stabilisieren. Ebenso kann der Aufenthalt in der Natur helfen, Stress abzubauen und neue Energie zu tanken.

Bei Stressbewältigung ist zu beachten, dass jede Person unterschiedlich auf bestimmte Methoden anspricht. Es ist daher sinnvoll, verschiedene Ansätze auszuprobieren und diejenigen auszuwählen, die am besten zu den eigenen Bedürfnissen passen. Entscheidend ist, dass diese Maßnahmen regelmäßig und konsequent angewendet werden, um nachhaltige Wirkungen zu erzielen. Sollten Sie unter chronischem oder übermäßigem Stress leiden, empfiehlt es sich, professionelle Hilfe in Anspruch zu nehmen. Therapeutische Unterstützung kann helfen, geeignete Strategien zu entwickeln und individuell abgestimmte Lösungen zu finden.

MIT BEWEGUNG NEUE GEHIRN-ZELLEN BAUEN

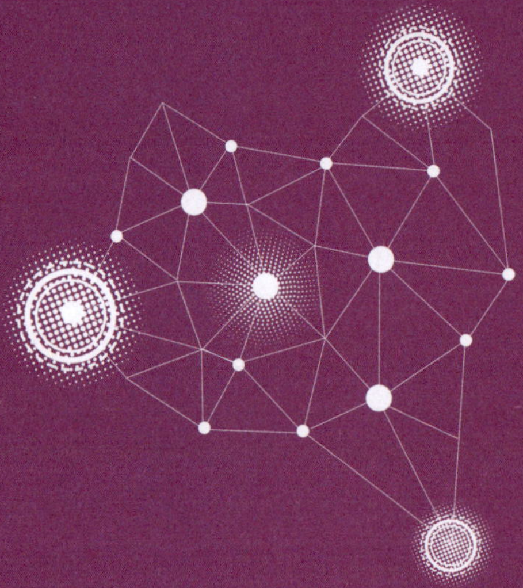

Bewegung und Sport sind der Königsweg, um das Gehirn nicht nur fit zu halten, sondern zusätzlich nach vorne zu bringen. Mit gezieltem Training kann hier besonders viel erreicht werden.

Die Vernetzung von Körper und Geist

Unser Gehirn profitiert in hohem Maße von mehr Bewegung: Verantwortlich dafür ist die enge Beziehung unseres Körpers zum Hippocampus.

Lassen Sie uns für einen Moment weit in die Vergangenheit reisen. Vor 70 000 Jahren hatte niemand Sportfunktionskleidung, Trainingsschuhe für die unterschiedlichsten Ansprüche oder einen Personal Trainer, der einem zeigt, wie Sport am effizientesten funktioniert. Bewegung war schlicht ein Thema des Überlebens. Unsere Vorfahren mussten als Jäger und Sammler bei der Jagd nach Nahrung oft lange Strecken laufen, nicht selten in vollkommen unbekanntem Gelände. Diese Jagd wäre ohne die Hilfe ihres Gedächtnisses häufig zum Scheitern verurteilt gewesen: Habe ich diesen Ort schon einmal gesehen? Wo genau war das Wasserloch? Wie finde ich den Weg zurück zum Lager? Wo gibt es Beute? Körperliche Bewegung, räumliche Orientierung und ein gutes Gedächtnis hatten in diesen Zeiten eine überlebenswichtige Verknüpfung.

Wenn Sie heute einen Ratgeber oder eine Zeitschrift aufschlagen, können Sie immer häufiger lesen, dass Bewegung gut für das Gehirn ist und sogar eine Rolle bei der Vorbeugung demenzieller Erkrankungen wie Alzheimer spielen kann. Doch nicht nur deswegen ist Sport eine wichtige Größe in unserer Gesundheitsfürsorge: Es ist mittlerweile eine allgemein akzeptierte Erkenntnis, dass Bewegung und Sport ein zusätzliches Heilmittel für viele Erkrankungen sind – vor allem mit Blick auf diverse Volkskrankheiten wie Bluthochdruck, Diabetes Typ 2 oder Fettleber. Altersbedingte Gedächtnisprobleme oder eine beginnende Alzheimer-Erkrankung sind da keine Ausnahmen. Doch auf welche Art und Weise hängen Sport und Gehirn zusammen? Warum ist die Chance, sich Dinge zu merken und länger von einem fitten Geist profitieren zu können, größer, wenn unser Körper in Bewegung bleibt?

Im Zentrum dieser besonderen Verbindung zwischen Körper und Geist steht der Hippocampus – den Sie bereits in verschiedenen Zusammenhängen kennengelernt haben. Der Hippocampus dient vornehmlich als Speicherort für Gedächtnisinhalte, doch er ist zusätzlich auch so etwas wie eine Vorhersagemaschine und ein Sensor für Veränderungen sowie gänzlich neue Dinge (siehe Seite 80). Dieser schon beschriebene Zusammenhang ist von zentraler Bedeutung, wenn wir verstehen wollen, warum Bewegung und Gedächtnis so eng verzahnt sind.

Wenn wir uns bewegen, besonders in einer sich verändernden Umgebung, benötigt unser Gehirn ständig neue Vorhersagen: Wo gehe ich hin? Was befindet sich hinter der nächsten Ecke? Passt das, was ich sehe, zu meiner inneren Landkarte? Der Hippocampus gleicht kontinuierlich ab und registriert sofort, wenn etwas nicht stimmt. Bewegung ist somit ein natürlicher Stimulus für prädiktives (vorausschauendes) Denken. Anders gesagt: Wer sich viel bewegt, trainiert die Vorhersagefähigkeit und die Aufnahmefähigkeit des Gedächtnisses.

Die Vernetzung des Hippocampus mit unserem Körper

Wenn wir uns bewegen, verändert sich laufend der visuell wahrnehmbare Bereich der Welt um uns herum. Ständig strömen neue Informationen in unser Gehirn und ändern seinen sensorischen Erregungszustand. Dabei registriert unser Hippocampus Bewegung nicht nur visuell, sondern auch über andere Körpersignale. Zunächst einmal wird Bewegung jedoch visuell signalisiert. Unser Gehirn hat dafür sogar einen ganz speziellen Bewegungsmelder: Das sogenannte Bewegungsareal (Motion-Area) ist eine Region in unserem Gehirn, die darauf spezialisiert ist, eine Bewegungsänderung in unserem visuellen Gesichtsfeld sofort zu registrieren.

Neben dem, was wir übers Auge wahrnehmen, spielen auch viele andere Körpersignale eine Rolle. Unsere Gedächtnisareale und insbesondere der Hippocampus mit den umliegenden Strukturen sind eng mit unserem Körper verbunden und nehmen beispielsweise Signale unserer Körperhaltung mit in die Gedächtnisverarbeitung auf. Es gibt sogenannte Kopfposition-Neuronen, die sehr genau registrieren, wie unsere Kopfhaltung im Vergleich zu unserem Körper ist. Schauen wir nach links oder nach rechts, nach oben oder nach unten, wird all das genau registriert und mit in unsere Erinnerung integriert. Konkret heißt das: Wenn sich unsere Kopfposition ändert, erwartet unser Gedächtnis neue Informationen.

DAS ZUGPHÄNOMEN: Sie kennen sicher das merkwürdige Gefühl, dass Sie im stehenden Auto oder Zug sitzen, Sie aber denken, Sie bewegen sich, obwohl in Wirklichkeit nur ein benachbarter Zug oder ein benachbartes Auto losfährt. Das gleiche Gefühl kann einen beschleichen, wenn man neben einem fließenden Gewässer steht. Sogar ein leichtes Schwindelgefühl kann hierbei auftreten. Diese Phänomene zeigen, wie eng die visuelle Wahrnehmung und unser Körpersignal für Bewegung verknüpft sind.

Andere Körpersignale, die eine sehr wichtige Rolle spielen, betreffen das Gleichgewicht. Unser Gleichgewichtsorgan, das sogenannte vestibuläre System, sitzt im Innenohr und berechnet ständig, ob sich unser Körper in einer Bewegungsänderung befindet. Bewegungsänderungen führen zur Beschleunigung oder Abbremsung des Körpers, was wiederum als Bewegungssignal auch in unseren Gedächtnisregionen wahrgenommen wird. Darüber hinaus gibt es Signale über die Haltung und Bewegung unserer Gliedmaßen, sogenannte propriozeptive Informationen. Auch diese Information wird über die Basalganglien (siehe Seite 21) an unsere Gedächtnisregion weitergeleitet.

Bewegung und Bewegungsänderung interagieren also über verschiedenste Signalwege mit dem Gedächtnis und bilden einen Teil dessen, wie wir unsere Umwelt erleben. Diese Erlebnisinformationen speichern wir im Gehirn. Gleichzeitig sind das aber auch Signale, die unserem Gedächtnis eine Informationsänderung oder den Erhalt neuer Informationen melden und damit als Signal fungieren, dass diese gespeichert werden müssen. Beim Sport spielen diese Aspekte natürlich eine wichtige Rolle. Zum Beispiel müssen Fußball-, Basketball- oder auch Handballspieler kontinuierlich ihren eigenen Bewegungspfad, die Bewegungen anderer Spieler, ihre Position im Raum, die Position ihres Kopfes und ihrer Gliedmaßen, ihre Bewegungsgeschwindigkeit mit ihren Absichten und ihrem Gedächtnis für Dinge, die Sekunden vorher passiert sind, abgleichen. Auch hier spielt der Hippocampus eine herausragende Rolle. Sie erkennen wahrscheinlich schon, dass Bewegung, auch wenn es zunächst ganz einfach erscheinen mag, eine für den Organismus hochkomplexe Leistung ist, die Vorhersagen und Speicherungsprozesse im Gedächtnis mit einer Reihe von sensorischen und körperlichen Signalen verknüpfen muss. Es ist daher nicht verwunderlich, dass Bewegung eine so wichtige Rolle dabei spielt, das Gehirn zu aktivieren und zu trainieren.

Hippocampus im Dauerbetrieb

Denken Sie noch einmal kurz an die Jäger und Sammler vor 70 000 Jahren: Immer, wenn diese mit dem Speer in der Hand einem Tier hinterhergelaufen sind, hat ihr Gehirn registriert, wo sie gerade herkamen, in welche Richtung sie sich bewegt haben, welche Signale sich um sie herum in ihrer visuellen Welt verändert haben, wie ihre Kopfposition sowie die Position der Gliedmaßen war. All das war eng mit der Bewegung während des Jagens gekoppelt. Beim Laufen während der Jagd hat das Gehirn, und hier insbesondere der Hippocampus, kontinuierlich neue Informationen verarbeitet, neue Informationen erwartet und Vorhersagen getroffen, was in den nächsten Sekunden und Minuten passieren wird. Sie können sich vorstellen, dass dies eine enorme Anforderung an eine Gehirnstruktur darstellt.

Es ist evolutionär betrachtet sinnvoll, diese massive Flut von Informationen, die im Hippocampus integriert werden müssen, und die enorme Rechenleistung, die der Hippocampus mit Einspeichern und Vorhersagen leisten muss, möglichst effizient zu gestalten. Eine wichtige Lösung für Effizienzprobleme im Gehirn ist eine feste Verdrahtung. So wundert es nicht, dass unser Sehsystem, die Berechnung der Kopfposition, die Information über die Haltung und Bewegung unserer Gliedmaßen und die vestibuläre Verarbeitung fest mit dem Hippocampus verdrahtet sind. Diese Verdrahtung ist so fest, dass der Hippocampus und unser Gehirn die Illusion einer Bewegung haben, wenn sich der Zug neben uns bewegt. Auch die Übung „Vernetzte Koordination“ auf Seite 154 zeigt Ihnen diese faszinierenden Zusammenhänge.

Neuheit und Vorhersage – das wissen Sie bereits aus Kapitel 4 – sind im Hippocampus sehr eng miteinander verbunden, und jetzt kommt noch der Faktor Bewegung hinzu! Diese Verbindung hat einen festen Platz in der Evolution aller Lebewesen und war auch für den Menschen überlebenswichtig. Unser Gehirn braucht somit den Reiz der Bewegung, es hungert nach neuen Informationen und dient damit selbst als Antrieb für Bewegung. Es sagt ständig voraus, was als Nächstes passieren wird – bei jeder einzelnen Bewegung. Der Hippocampus vergleicht in jeder Sekunde „Was passiert gerade?" mit „Was sollte eigentlich passieren?". Stimmt beides überein, bleibt es ruhig. Weicht etwas ab, wird Neuheit registriert und eingespeichert.

NICHT NUR IN DER THEORIE WICHTIG: Diese Prozesse entscheiden, wie gut wir uns zurechtfinden, wie schnell wir lernen und wie effektiv wir auf Veränderungen reagieren. Menschen mit Schädigungen des Hippocampus verlieren nicht nur ihre Erinnerungsfähigkeit, sondern auch die Fähigkeit, neue oder unerwartete Situationen sinnvoll zu verarbeiten.

Wer Neues ausprobiert, wird belohnt

Neuheit ist ein mächtiger Reiz, denken Sie an die Neurogenese, die Sie in Kapitel 3 kennengelernt haben. Wenn etwas anders ist als erwartet – ein neuer Geruch, ein fremdes Gesicht, ein ungewöhnliches Geräusch –, aktiviert das unser Belohnungssystem, solange keine Bedrohung davon ausgeht. Der Hippocampus reagiert besonders empfindlich auf Unerwartetes. Wichtig auch: Die Erwartung, dass wir etwas Neues lernen, sehen und erleben werden, ist ein sehr starker Handlungsantrieb. In der Forschung sprechen wir von der Verlockung des Unbekannten. Edmund Hillary und Tenzing Norgay bestiegen deshalb den Mount Everest, Neil Armstrong flog ins All und Robert Falcon Scott starb bei seinen Antarktisreisen genau dafür: für die Chance, etwas zu entdecken, das noch nie jemand zuvor gesehen hatte. Eine lange Tradition menschlicher Entdeckungsreisen zeugt von der motivierenden Kraft der Neuheit. Evolutionsbiologen haben argumentiert, dass alle nach Nahrung suchenden Arten einen Antrieb brauchen, das Unbekannte zu erkunden.

OPTIMIEREN SIE IHR HOBBY

Jeder Sport ist gut für Ihr Gehirn,
aber es geht noch etwas mehr:
Bieten Sie Ihrem Geist immer etwas Neues.

GEHIRNLEISTUNG | **STEIGERUNG DURCH**

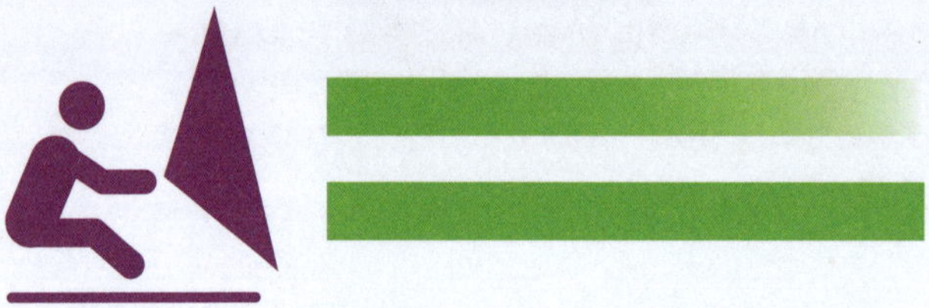

Surfen

Probieren Sie ein neues Brett, neue Strände oder Surfspots aus, wechseln Sie auf Kitesurfen oder Stand-up-Paddling.

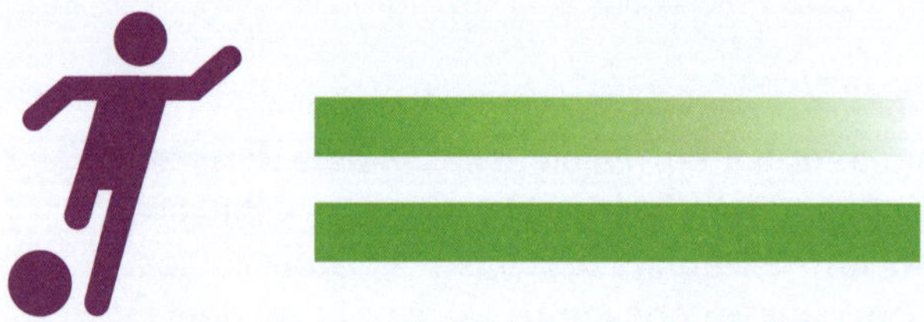

Fußball spielen

Gehen Sie vom Feld in die Halle oder auf die Straße, testen Sie neue Teamgrößen oder Regeln.

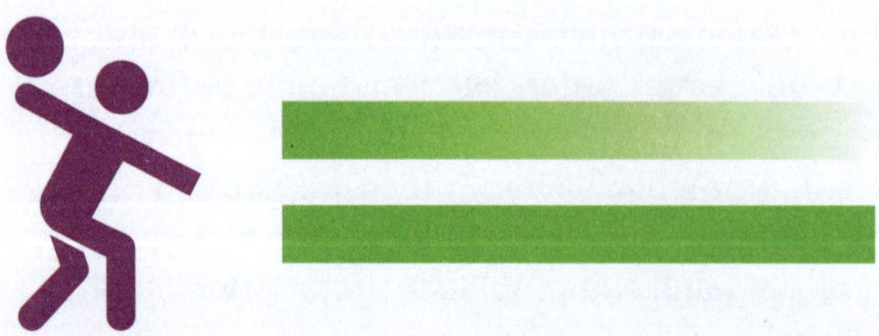

Handball spielen

Auch hier: Gehen Sie raus aus der Halle auf die Straße, trainieren Sie neue Teamformationen und Taktiken.

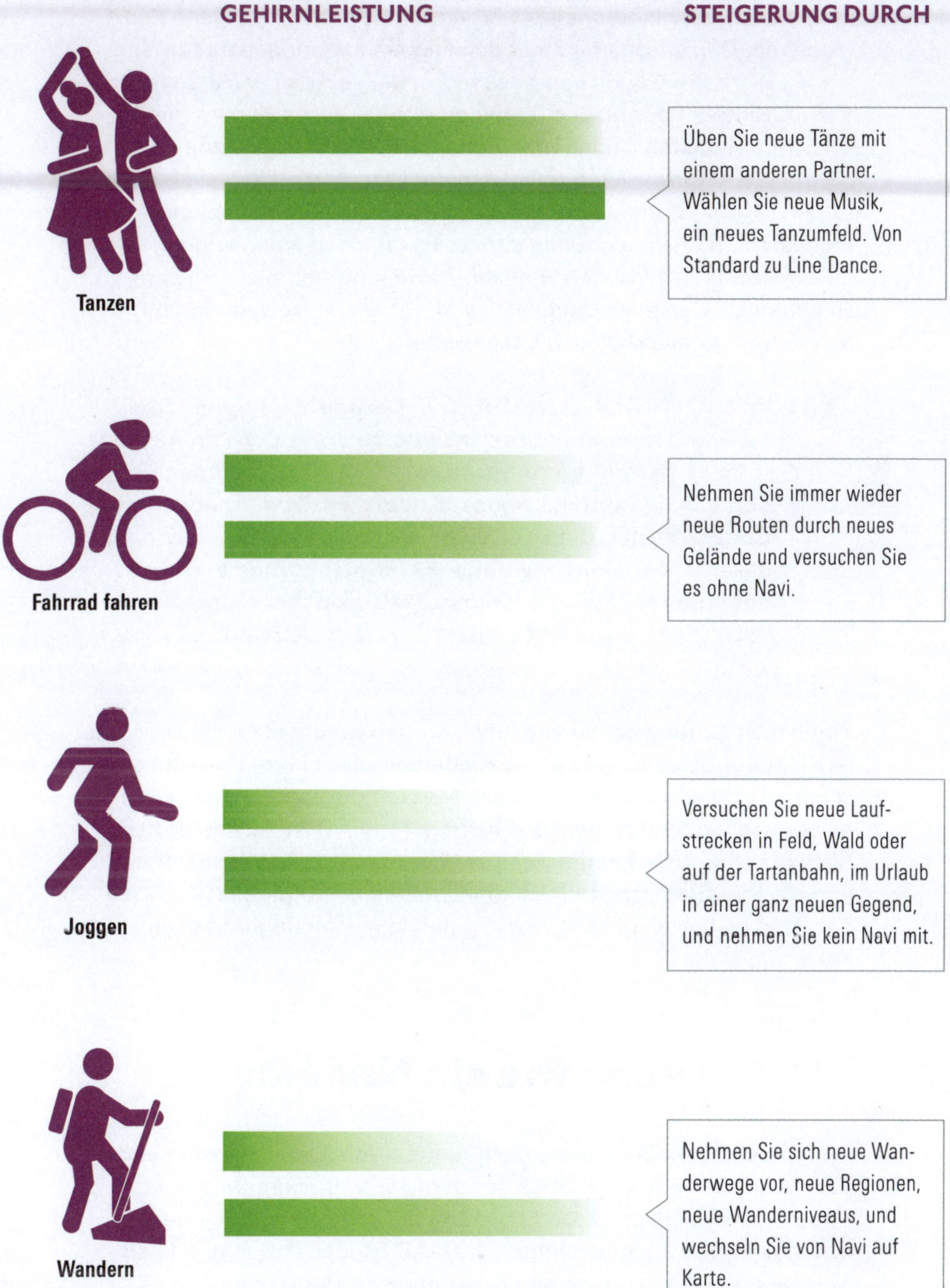

Üben Sie neue Tänze mit einem anderen Partner. Wählen Sie neue Musik, ein neues Tanzumfeld. Von Standard zu Line Dance.

Nehmen Sie immer wieder neue Routen durch neues Gelände und versuchen Sie es ohne Navi.

Versuchen Sie neue Laufstrecken in Feld, Wald oder auf der Tartanbahn, im Urlaub in einer ganz neuen Gegend, und nehmen Sie kein Navi mit.

Nehmen Sie sich neue Wanderwege vor, neue Regionen, neue Wanderniveaus, und wechseln Sie von Navi auf Karte.

In der Forschung konnte gezeigt werden, dass Regionen im Mittelhirn, die Dopaminneuronen beherbergen, bevorzugt auf neue Reize reagieren. Diese Dopaminneuronen liegen in der sogenannten Substantia nigra (SN), auch ventrales tegmentales Areal (VTA) genannt. Tief im Hirnstamm gelegen, befinden sich in diesen Kernen die Zellkörper der meisten Dopaminneuronen, die das Striatum und den präfrontalen Kortex versorgen. Obwohl diese Kerne klein sind, haben sie einen großen und wichtigen Einfluss auf unsere Bewegungsmotivation, auf Neugier und Antrieb. Es gibt also einen wichtigen Zusammenhang zwischen Neuheit, Bewegung und der daraus resultierenden Gehirnleistung. Neues bringt uns in Bewegung und trainiert damit ständig auch unser Gehirn.

VISUALITÄT UND NEUHEIT: Experimente zeigen, dass es, wenn wir neue Bilder sehen, zu einer starken Aktivierung in SN/VTA gemeinsam mit dem Hippocampus und den Basalganglien kommt. Andere Bildtypen, etwa emotionale Bilder, die aber keine Neuheit zeigen, aktivierten dabei andere Hirnregionen. Es ist nicht Überraschung per se oder „Salienz" (die Auffälligkeit), welche dieses Belohnungs- und Motivationssystem aktivieren. Es geht wirklich um Neuheit!

Entdeckungsdrang ist ein wichtiger Antrieb für unser Gedächtnis. Es ist nicht auf Bewegungen und Expeditionen beschränkt. Auch Forscher wie Galileo Galilei oder Isaac Newton dürften die gleiche Begeisterung verspürt haben, wie heutige Neurowissenschaftler beim Blick in bisher unbekannte Gehirnwelten. Doch Entdeckungsdrang und die Neugier nach Neuheit können eben Bewegung stark antreiben, und gleichzeitig ist Bewegung per se ein wichtiger Indikator für erwartete Neuheit.

Leben wie ein Nomade

Wir wissen, dass Bewegung nicht nur fest mit Körpersignalen und dem Hippocampus verdrahtet, sondern auch mit dem Belohnungssystem gekoppelt ist. Diese Erkenntnisse haben ich mit meiner Forschungsgruppe im sogenannten NOMAD-Modell (NOvelty-related Motivation of Anticipation and exploration by Dopamine) zusammengefasst. Sie haben es bereits in Kapitel 4 kennengelernt. Dieses Modell zeigt, wie das dopaminerge System auf Neuheit reagiert und welche Bedeutung diese Reaktionen für das Gedächtnis, gesundes Altern und längere geistige Fitness haben.

Das NOMAD-Modell beschreibt, wie unser Gehirn durch den Botenstoff Dopamin motiviert wird, neue Reize zu erkunden, und wie diese Motivation das Lernen und Erinnern unterstützt. Neuheit wird vom Gehirn als interessant oder potenziell belohnend wahrgenommen. Diese Wahrnehmung aktiviert das dopaminerge System. Die dazugehörigen Hirnregionen schütten Dopamin aus, wenn wir etwas Neues erwarten oder erleben. Gleichzeitig wird mit dem Hippocampus der Bereich aktiviert, der für das Langzeitgedächtnis wichtig ist, und der Bewegungsantrieb wird aktiviert.

Das Gehirn behandelt neue Reize ähnlich wie Belohnungen. Neue Erlebnisse wecken nicht nur Neugier, sondern sorgen auch dafür, dass wir aktiver werden – körperlich wie geistig. Dieser „Erkundungsdrang" wird als evolutionär sinnvoll angesehen, weil er uns dazu bringt, neue Umgebungen zu entdecken und mögliche Vorteile darin zu entdecken. Es ist genau diese Kombination von Neuheit, Motivation und Bewegung, die das Gedächtnis stärkt. Wenn das Gehirn in Erwartung von neuen Reizen Dopamin ausschüttet, fördert das die sogenannte synaptische Plastizität, das heißt, die Fähigkeit des Gehirns, neue Informationen dauerhaft zu speichern. Diese Fähigkeit wird umso wichtiger, je älter wir werden.

Mit dem Alter baut das dopaminerge System ab. Das führt dazu, dass ältere Menschen scheinbar weniger motiviert sind, Neues zu erkunden (siehe Seite 85). Das wiederum kann sich negativ auf das Gedächtnis auswirken. Forscher konnten zeigen, dass diese altersbedingten Veränderungen mit strukturellen Veränderungen in der SN/VTA und dem Hippocampus zusammenhängen. Besonders betroffen sind Menschen mit einem höheren Body-Mass-Index (BMI): Bei ihnen scheint die Struktur dieser Gehirnregionen stärker beeinträchtigt zu sein – was sich auch negativ auf das Gedächtnis und die Bewegungsmotivation auswirkt. Aber körperliche Aktivität wirkt hier wie ein Gegenmittel. Bewegung aktiviert das dopaminerge System, verbessert die Durchblutung im Gehirn und unterstützt dadurch das Gedächtnis. Vor allem in neuen Umgebungen – zum Beispiel beim Spazierengehen in unbekannten Gegenden – wird das Zusammenspiel von Dopamin und Gedächtnis besonders angeregt. Körperliche Mobilität und Neugier sind ein Schlüssel für das „kognitive Jungbleiben".

Das NOMAD-Modell schlägt dementsprechend vor, gezielt neue Erfahrungen zu suchen und sich körperlich zu betätigen, um die Dopamin-Ausschüttung anzuregen. Auch kognitive Trainings könnten davon profitieren, wenn sie Ihre Neugier wecken und mit Bewegung kombiniert werden. Besonders spannend ist die Idee, dass nicht nur reale Erlebnisse, sondern auch die Vorstellung von neuen Situationen und Erfahrungen (wie eine bevorstehende Reise) das dopaminerge System stimulieren können. In Erwartung einer neuen Reise mit dem Fahrrad sind Sie wahrscheinlich eher motiviert, schon im Vorfeld Sport zu treiben. Machen Sie sich das zunutze!

Entsprechend dieser Logik ist es besonders lohnend, Bewegung und Exploration, also die Erkundung neuer Umgebungen, zu koppeln. So ist Joggen an sich schon sehr gut, weil es die beschriebene harte Verdrahtung von Bewegung, Vorhersage und Körpersignalen anregt und damit das Gedächtnis stärken kann. Doch noch besser ist es, wenn es mit der Erkundung von Neuheit verbunden ist, wenn wir dabei eine neue Gegend erkunden oder einen neuen Gipfel erklimmen.

Wer sich bewegt, lernt mehr und besser

Lernen verbinden wir oft mit dem Sitzen am Schreibtisch. Doch viel effektiver ist es, wenn unser Körper dabei auch in Bewegung kommt.

Dass Lernen in Bewegung besonders effektiv ist, kennen sicher viele von Ihnen und auch zahlreiche Studien belegen das. So bleiben etwa Vokabeln besser haften, wenn sie beim Gehen wiederholt werden, und neue Inhalte erarbeiten sich leichter bei einem Spaziergang. Der Hippocampus wird dadurch doppelt aktiviert, sowohl durch kognitive Herausforderung als auch durch Bewegung. Auch in der Therapie wird dieses Prinzip genutzt, etwa bei der Rehabilitation nach Schlaganfällen oder auch bei Demenz.

MOBILES TEXTLERNEN: Viele Schauspieler gehen beim Lernen von Texten auf und ab, gestikulieren oder probieren Bewegungen aus. Das ist kein Zufall, sondern hat einen tiefen neurobiologischen Hintergrund, wie wir gesehen haben. Schauspieler nutzen die Effekte der starken Verbindung von Körpersignalen und Bewegung intuitiv: Während sie gehen, verknüpfen sie Wörter mit Gesten, Blicken oder gedanklichen Bildern. So entsteht ein körperlich-emotionales Gedächtnis – der Text wird durch den Körper abgespeichert.

Sport und Bewegung sind mit körperlicher Anstrengung verbunden und erfordern dabei eine Steigerung der Herz-Kreislauf-Tätigkeit. Diese wiederum spielt eine wichtige Rolle für die Stärkung des Gedächtnisses und der Gehirngesundheit und hilft auch bei der Vorbeugung der Alzheimer-Erkrankung (siehe Seite 42). Zusätzlich zu der Verdrahtung des Gedächtnisses mit bewegungsverbundenen Signalen und der Belohnungserwartung kommt nun der Aspekt einer Anregung des Herz-Kreislauf-Systems hinzu.

Sie haben im zweiten Kapitel bereits erfahren, dass die Gesundheit der Netzwerke unserer Nervenzellen im Gehirn sehr stark von vaskulären Faktoren abhängt, also von allem, was mit dem Blutkreislauf und den Blutgefäßen zu tun hat. Die Versorgung mit Blut und die Reinigung über das glymphatische System sind zentrale Bausteine der Gesundheit unseres Gehirns. Bei sportlicher Betätigung nun wird unser Herz-Kreislauf-System stark angeregt, der Blutdruck steigt, der Puls geht in die Höhe, die Durchblutung in den Hirngefäßen nimmt zu, parallel steigt die Pumpleistung unseres Herzens. All das führt zu einer Reihe von biochemischen Prozessen, die wachstumsanregend für Nervenzellen sind (siehe Seite 85). Gleichzeitig strengen wir unsere Muskeln an und unsere Muskulatur wird stärker durchblutet. Auch hier kommt es zu biochemischen Veränderungen, die dafür sorgen, dass unsere Muskulatur sich den Anforderungen der Bewegung anpasst. Dieses Zusammenspiel setzt Wachstumsstoffe frei, die langfristig die Muskulatur stärken. Diese Wachstumsstoffe werden aber nicht nur in die Muskulatur, sondern auch ins Blut abgegeben. Sie gelangen so ins Gehirn und unterstützen dort das Wachstum von Nervenzellen. Dieses faszinierende Zusammenspiel von Wachstumsstoffen in der Muskulatur und im Gehirn gleicht wirklich einem Wunder der Natur.

Eine bessere Durchblutung fördert die Gehirnleistung

Der Schlüssel zum Verständnis der Beziehung zwischen Sport, Hirngesundheit und Gedächtnisleistung ist, dass der Effekt nicht auf den Moment der sportlichen Betätigung beschränkt ist. Im Gegenteil ist es so, dass durch die verstärkte muskuläre Betätigung und durch die verstärkte Durchblutung insbesondere im Gehirn chemische Prozesse in Gang gesetzt werden, die über den Sport hinaus zu einer Umstrukturierung und zum Wachstum von Nervenzellen und Netzwerken führen. Diese chemischen Prozesse laufen durch das Zusammenspiel eines wahren Cocktails an unterschiedlichen Substanzen ab, welches zwar noch nicht im Detail verstanden ist. Ein sehr wichtiger Faktor ist jedoch die Ausschüttung von Milchsäure aus der Muskulatur, das sogenannte Laktat.

NAHRUNG FÜR DAS ZELLWACHSTUM: Milchsäure ist ein wichtiger Energiespeicher für Nervenzellen und dringt aus der Muskulatur kommend auch ins Gehirn hinein. Es konnte gezeigt werden, dass die künstliche Gabe von Milchsäure sich positiv auf das Nervenzellwachstum im Hippocampus auswirken kann. Milchsäureausschüttung im Zusammenhang mit Sport hat somit einen positiven Effekt auf das Gehirn.

Darüber hinaus gibt es eine Reihe von Substanzen, die in der Muskulatur selbst gebildet werden, die dann das Wachstum dort und im Gehirn anregen. Diese Substanzen werden als Myokine bezeichnet. Ein solches Myokin ist zum Beispiel das Cathepsin B. Es spielt eine wichtige Rolle beim Hirnwachstum, weil es nicht nur in der Muskulatur wirkt, sondern auch das Wachstum von Nervenzellen im Hippocampus anregt. Eine andere Klasse von chemischen Substanzen, die hier eine besondere Rolle spielen, sind sogenannte Neurotrophine – insbesondere der Brain-Derived Neurotrophic Factor (BDNF)

WUNDERDÜNGER FÜRS GEHIRN

Wenn Sie Sport treiben oder sich intensiv bewegen, schüttet Ihr Körper wichtige Faktoren für die Gehirnleistung aus.

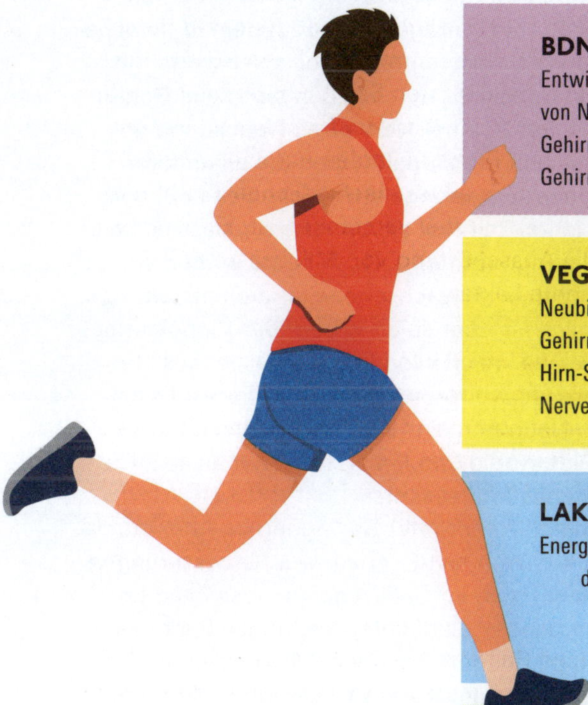

BDNF UND IGF 1:
Entwicklung, Reifung und Funktion von Nervenzellen, insbesondere im Gehirn, fördert die Plastizität des Gehirns

VEGF:
Neubildung von Blutgefäßen im Gehirn, Einfluss auf die Blut-Hirn-Schranke, schützt vor Nervenschäden

LAKTAT:
Energiequelle für Neuronen und das Gehirn und Überträger von Signalen, fördert die Plastizität des Gehirns

DOPAMIN:
Übertragung von Signalen zwischen Nervenzellen, fördert Aufmerksamkeit, Motivation, Konzentration und Entscheidungsfindung

oder auch der Insuline-Like Growth Factor (IGF) sind hier zu nennen. Diese Substanzen werden zwar nicht in der Muskulatur, aber in anderen Organen produziert, wenn wir uns verstärkt bewegen. Zusätzlich werden sie aber auch im Gehirn und in den Nervenzellen produziert und führen dann gemeinsam zu einem verstärkten Wachstum von Synapsen und Nervenzellverbindungen. Andere chemische Substanzen werden durch die verstärkte Durchblutung in Gefäßen freigesetzt. Ein zentraler Faktor ist der sogenannte vaskuläre endotheliale Wachstumsfaktor (VEGF). Dieser durch verstärkte Durchblutung ausgeschüttete Faktor führt dazu, dass neue Mikrogefäße im Gehirn entstehen und sich generell die Durchblutungssituation des Gehirns langfristig verbessert.

Vieles von dem, was im Gehirn passiert, wenn wir laufen und damit das Herz-Kreislauf-System anregen, wurde zudem in tierexperimentellen Studien untersucht. Laufen erhöht beispielsweise die Anzahl der Synapsen von Nervenzellen, es bilden sich neue Gefäße und nicht zuletzt führt Laufen zu einer Nervenzell-Neubildung im Hippocampus. Die Nervenzell-Neubildung haben Sie an anderer Stelle bereits als Neurogenese kennengelernt (siehe Seite 83) und wissen auch, dass man lange Zeit fest davon ausging, dass es im Erwachsenenalter keine Neurogenese gibt. Doch heute wissen wir mit großer Sicherheit, dass auch im Erwachsenenalter die Entstehung neuer Nervenzellen möglich ist. Hier spielt wieder der Hippocampus eine entscheidende Rolle, weil nach allen Erkenntnissen dies der privilegierte Ort im Gehirn ist, wo Neurogenese stattfindet. Dabei sind neue Hippocampus-Neuronen ein funktioneller und integraler Bestandteil neuronaler Netzwerke und längst nicht nur als lokales Phänomen des Hippocampus interessant.

Obwohl mehrere Studien zu erhöhter Bewegung im Alter durchgeführt wurden, wissen wir noch nicht genau, wie Verbesserungen der kardiovaskulären Fitness sich im Gehirn genau auswirken und wie sie zur Verbesserung unserer Gedächtnisleistungen beitragen können. Eine Arbeitsgruppe um den Forscher Kirk Erickson in den USA konnte jedoch zeigen, dass leichte bis moderate Bewegung über einen Zeitraum von einem Jahr einem Volumenverlust des Hippocampus' bei über 60-Jährigen vorbeugen kann. Darüber hinaus zeigen andere Studien, dass intensive sportliche Betätigung bei Personen über 60 Jahren über einen Zeitraum von drei Monaten zu einer Verbesserung der Durchblutung im Hippocampus führt, der infolgedessen auch an Größe zunimmt. Die Durchblutungsverbesserung ist in diesem Zusammenhang besonders relevant. Es ist leider – verständlicherweise – beim Menschen nicht möglich, die Neuentstehung von Nervenzellen direkt zu messen. Da wir aber wissen, dass im tierexperimentellen Modell die Entstehung von neuen Nervenzellen in direkter Art und Weise biochemisch über VEGF mit der Entstehung von Mikrogefäßen gekoppelt ist, kann man beim Menschen die Durchblutungssteigerung als einen indirekten Hinweis auf eine Neurogenese nutzen. Somit haben wir über die Durchblutungssteigerung einen indirekten Hinweis darauf, dass auch beim Menschen eine Neurogenese stattfindet.

Von zentraler Bedeutung ist hier, dass die Durchblutungszunahme auch nach der sportlichen Betätigung in Ruhe noch messbar ist. Die Teilnehmer einer Studie unserer Arbeitsgruppe haben zwar über drei Monate intensiv Sport gemacht, und es ist klar, dass während der sportlichen Betätigung die Durchblutung im Hippocampus zunimmt, da ja die Herz-Kreislauf-Funktion steigt. Zentral war jedoch die Frage, ob darüber hinaus die Durchblutung auch im Ruhezustand erhöht ist. Diese bewegungsunabhängige erhöhte Ruhedurchblutung ist ein Hinweis auf die Entstehung neuer Mikrogefäße und konnte in unserer Studie tatsächlich nachgewiesen werden. Sport kann folglich bei älteren Menschen zu einer nachhaltigen Verbesserung der Gefäßsituation führen und, per indirektem Nachweis, auch die Neurogenese anregen.

Sport ist eine Apotheke für die Gehirngesundheit

In der Summe ist die konkrete chemische Wirkweise von Sport noch nicht vollständig verstanden. Es ist aber schon jetzt sehr deutlich, dass es hier zu einer sehr umfangreichen und komplexen biochemischen Wechselwirkung von Körper und Gehirn kommt. In der Wirkung ist es so, als würden wir eine ganze Apotheke von Substanzen einnehmen, mit der wir unsere Gehirngesundheit fördern können. Tatsächlich könnten wir wahrscheinlich gar nicht so viel Tabletten schlucken, wie erforderlich wären, um die Wirksamkeit von Sport nachzuahmen.

Es wird in der Wissenschaft aber trotzdem intensiv nach sogenannten Bewegungsmimetika geforscht. Das sind Wirkstoffe, die die Effekte von Sport nachahmen sollen. Ziel kann beispielsweise sein, die Signalwege des Energiestoffwechsels in der Muskulatur zu aktivieren und dadurch die Gehirnfunktion zu beeinflussen. Wie bereits erläutert, ist es aufgrund der vielfältigen Effekte von Sport ein ausgesprochen schwieriges Unterfangen, diese Effekte komplett künstlich zu erzeugen. Nichtsdestotrotz ist diese Forschung wichtig, weil nicht jeder von uns Sport machen kann. Körperliche und hirnorganische Einschränkungen können unsere Fähigkeit, Sport zu treiben, reduzieren. Dazu gehören zum Beispiel rheumatische Beschwerden, Arthrosen, Verletzungen oder ein Schlaganfall mit Lähmungsfolge. Vor allem für diese Einsatzgebiete ist die Mimetika-Forschung wichtig, denn natürlich wäre es gut, wenn es die Möglichkeit gäbe, einige Effekte von Sport durch entsprechende Präparate medikamentös zu simulieren.

Sport präventiv gegen Alzheimer

Wie wir in den vorhergehenden Kapiteln gesehen haben, können sich in unserem Gehirn alzheimertypische Veränderungen abzeichnen, ohne dass wir es merken. Dies kommt sogar häufig vor und betrifft wahrscheinlich 20 bis 30 Prozent aller kognitiv unbeeinträchtigten älteren Menschen. Hier ist von großem Interesse, ob Sport einen positiven Effekt darauf hat, ob sich aus diesen präklinischen alzheimertypischen Veränderungen eine Alzheimer-Erkrankung entwickelt oder nicht.

Es gibt Hinweise darauf, dass regelmäßiger Sport hier schützend wirken kann. Tiermodelle legen beispielsweise nahe, dass Bewegung den Abbau und die Entfernung von Amyloid-Beta verbessern kann. Beim Menschen geht regelmäßige körperliche Aktivität mit einer geringeren Amyloid-Belastung im Gehirn, niedrigeren Insulin- und Triglyzeridwerten und einem besseren Glukosestoffwechsel einher, bei dem der Körper Glukose (Traubenzucker) abbaut, um daraus Energie zu gewinnen. Einfacher formuliert: Sport führt zu einem verbesserten Schutz des Gehirns und damit auch zu längerer geistiger Fitness.

Wir gehen davon aus, dass Sport den Abbau von Amyloid im Gehirn verbessern kann. Außerdem kann unser Gehirn den Energiefluss besser steuern und verwerten. Insbesondere die Wirksamkeit von Insulin kann durch Sport positiv beeinflusst werden, denn häufig kommt es im Alter dazu, dass Nervenzellen resistent gegen

Insulin werden. Sport kann diese Resistenz reduzieren. Ein echter Gehirnbooster ist dabei die Kombination von körperlicher Aktivität mit kognitiver Stimulation. Ähnlich wie Bewegung kann nämlich auch räumliches Navigationstraining im Alter einem Schrumpfen des Hippocampus entgegenwirken und eine leicht schützende Wirkung auf andere Gedächtnisregionen haben (siehe auch Übung auf Seite 117). Eine Kombination aus Bewegung und kognitiver Stimulation führte etwa bei Mäusen zu einem erhöhten Schutz gegenüber der toxischen Wirkung des Amyloid-Beta-Proteins im Hippocampus.

Junges Blut, scharfer Verstand?

Wir haben gesehen, dass Sport wie eine Apotheke für Gehirngesundheit wirkt. Könnte das auch heißen, dass wir einfach das Blut junger Sportler und somit den durch den Sport entstandenen biochemischen Cocktail nutzen und Älteren damit helfen können? Klingt verrückt – aber in viel beachteten Studien an Mäusen wurde genau das getan. Da es wirklich spannende Erkenntnisse aus der Spitzenforschung sind, möchte ich Ihnen an dieser Stelle darüber berichten: Dabei wurden junge und alte Mäuse über ihre Blutkreisläufe verbunden. Man bezeichnet diese Vermischung von Blutkreisläufen als Parabiose. Das Ergebnis: Im Hippocampus der alten Tiere kam es zu mehr Neurogenese. Diese aufsehenerregenden Studien, etwa von der Universität Stanford, zeigten: Wenn das Blut junger Mäuse in dem alter Mäuse zirkuliert, kommt es bei den alten Tieren zu einer Verbesserung kognitiver Funktionen und einer Zunahme der Neurogenese – insbesondere im Hippocampus, dem Zentrum für Gedächtnis und Lernen. Die Effekte der Parabiose auf den alternden Hippocampus sind nicht nur struktureller Natur (zum Beispiel mehr Nervenzellen), sondern betreffen auch die Leistungsfähigkeit in Gedächtnistests. Alte Mäuse, die mit jungen Blutgefährten verbunden waren, schnitten plötzlich wieder besser ab.

Auch beim Menschen gibt es erste Studien in den USA, bei denen älteren Menschen mit Gedächtnisproblemen Blutplasma von jungen Spendern verabreicht wird. Seit Jahrhunderten träumt die Menschheit vom ewigen Jungsein. Während wir das Altern nicht aufhalten können, versuchen Forschende weltweit, es zumindest zu verlangsamen. In den letzten Jahren ist dabei Parabiose als Forschungsfeld in den Mittelpunkt gerückt: das Verbinden von zwei

VERNETZTE KOORDINATION

Balance trainieren ist gut für das Gedächtnis.
Das Training können Sie noch verfeinern
und so mehr für Ihre Hirnleistung rausholen.

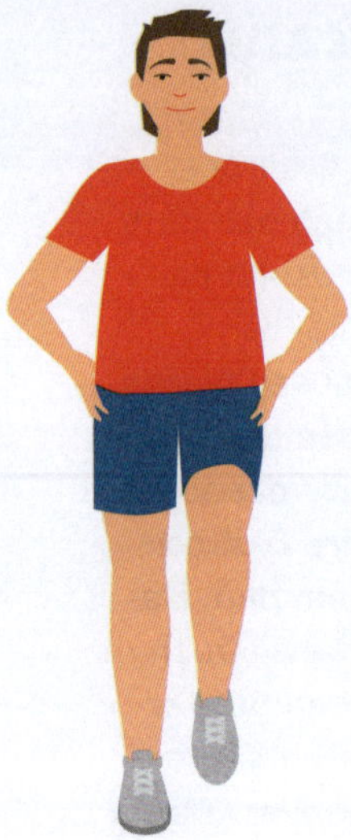

1

Stellen Sie sich auf ein Bein und versuchen Sie, die Balance zu halten.

Was im Gehirn passiert: Das Gleichgewichtssystem wird zusammen mit der Kopfpositionskontrolle aktiviert. Diese kommunizieren mit Hirnregionen der Raumkodierung in unserem Gedächtnis.

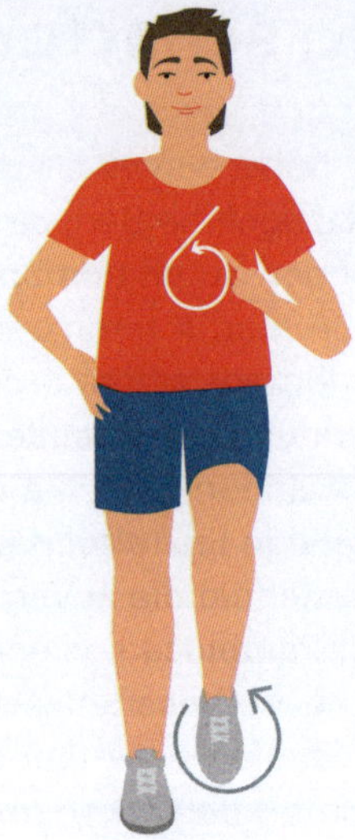

2

Nun zeichnen Sie mit der Hand vor Ihrem Oberkörper die Zahl 6 und kreisen gleichzeitig mit dem Fuß.

Was im Gehirn passiert: Nun werden zusätzlich Gleichgewichtssensoren aktiviert und in das Raumkodierungssystem des Gedächtnisses eingekoppelt. Durch das Multitasking kommt es zu einer stärkeren Kommunikation von Basalganglien und kognitiven Kontrollregionen.

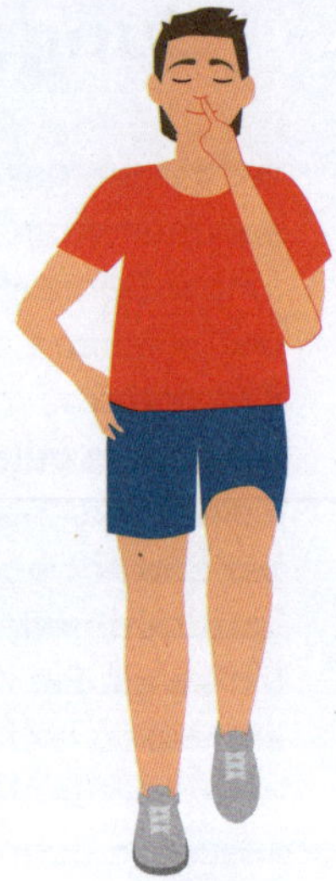

3

Zuletzt schließen Sie Ihre Augen und führen einen Finger zu Ihrer Nase.

Was im Gehirn passiert: Durch den Wegfall der visuellen Information über die Augen wird die Kommunikation zwischen Gleichgewichtssinn und Raumkodierung im Gedächtnis verstärkt und somit trainiert.

Organismen über den Blutkreislauf sowie die Wirkung von körperlicher Bewegung auf unsere neuronale Gesundheit. Beide Konzepte liefern Hinweise darauf, wie das Altern beeinflusst und die geistige Leistungsfähigkeit erhalten werden kann. Und möglicherweise haben sie mehr miteinander zu tun, als man auf den ersten Blick vermuten würde.

AUS ALT MACH JUNG? Parabiose stammt vom griechischen „para" (neben) und „bios" (Leben) = „gemeinsames Leben". In der modernen Wissenschaft beschreibt Parabiose ein Experiment, bei dem zwei Tiere chirurgisch, über eine Hautbrücke, so verbunden werden, dass sie einen gemeinsamen Blutkreislauf teilen. Meist handelt es sich dabei um Mäuse. In den letzten zwei Jahrzehnten wurde dieses Modell vor allem genutzt, um die Auswirkungen von jungem Blut auf alternde Organismen zu untersuchen.

Blut enthält Hunderte von Botenstoffen, darunter Hormone, Wachstumsfaktoren, Immunzellen und die schon beschriebenen Myokine. Viele dieser Substanzen verändern sich mit dem Alter: Während junges Blut reich an regenerativen Faktoren ist, enthält altes Blut oft entzündungsfördernde Stoffe, die die Zellneubildung hemmen. Damit klingt das Konzept der Parabiose sehr vielversprechend. Doch wann lässt es sich auch beim Menschen einsetzen? Die bereits erwähnten Studien in den USA, bei denen älteren Menschen mit kognitiven Einschränkungen Plasma junger, gesunder Spender verabreicht wurde, sind erst der Anfang einer ausgesprochen langwierigen Forschung, die hier noch notwendig ist, bevor diese Frage beantwortet werden kann. Erste Ergebnisse deuten zwar auf mögliche positive Effekte hin, doch sind Verfahren, die mit Parabiose arbeiten, noch sehr weit von einer breiten Anwendung entfernt – auch ethisch und medizinisch ist es höchst umstritten. Deshalb steht bis zu einer besseren und grundlegenden Erforschung und einer sehr intensiven klinischen Prüfung der Parabiose Sport nicht nur als vorübergehende Alternative im Vordergrund: Eine gesunde Lebensweise, insbesondere regelmäßige Bewegung, kann einen ähnlichen Effekt erzielen – ganz ohne eine Infusion.

Auf das Gehirn abgestimmtes Sporttraining?

Ein spannender neuer Forschungsansatz ist der neuroadaptive Sport. Dabei wird die geistige Leistungsfähigkeit – etwa durch Apps zur Mustererkennung oder Gedächtnistraining – regelmäßig erfasst. Zeigt sich ein Leistungsabfall, wird die Trainingsintensität angepasst, um das Gehirn gezielt zu fordern und zu fördern. Kombiniert mit Blutanalysen, die beispielsweise den Spiegel von Wachstumsfaktoren messen, könnte man individuelle Trainingspläne entwickeln, die exakt auf die Bedürfnisse des alternden Gehirns abgestimmt sind.

SPORT UND ALZHEIMER: Eine Studie mit etwa 70 000 Erwachsenen im mittleren bis höheren Alter hat die Frage untersucht, wie Sport das Alzheimerrisiko beeinflusst. Die Ergebnisse zeigten deutlich, dass eine höhere körperliche Aktivität – sowohl subjektiv berichtet als auch objektiv gemessen – mit einem um bis zu 37 Prozent verringerten Risiko für die Entwicklung von Alzheimer assoziiert war.

Besonders auffällig war auch, dass körperliche Aktivität mit einer gesünderen Gehirnstruktur verbunden war. So wiesen körperlich aktive Personen tendenziell ein größeres Gesamt-Gehirnvolumen auf und ein geringeres Volumen der Liquorräume – ein positiver Befund, da vergrößerte Liquorräume oft auf einen Verlust von Hirngewebe hinweisen (siehe Seite 37). Bewegung wirkte sich auch auf die kognitive Leistungsfähigkeit aus, insbesondere auf die Reaktionsgeschwindigkeit: Personen mit höherer objektiv gemessener Aktivität reagierten in Tests schneller. Allerdings zeigte sich in einem Bereich – der visuell-räumlichen Verarbeitung – ein überraschender, leicht negativer Zusammenhang mit objektiv erfasster Bewegung. Dieser Effekt war jedoch gering und könnte auf Zufall oder methodische Eigenheiten der Tests zurückzuführen sein. Bei den anderen kognitiven Fähigkeiten wie Gedächtnis oder Verarbeitungsgeschwindigkeit ergaben sich keine signifikanten Unterschiede. Dieser negative Befund widerspricht kontrollierten klinischen Studien, die mit genauen Verfahren vor- und nach einer Studie messen. Hier konnte gezeigt werden, dass nach Monaten intensiver sportlicher Betätigung, eine

Durchblutungsverbesserung im Hippocampus mit einem besseren räumlichen Gedächtnis verbunden war. Das ist leider ein Problem sehr großer Beobachtungsstudien mit Tausenden von Personen. Die Messungen sind aus finanziellen und logistischen Gründen relativ grob und daher oft nicht sensitiv genug. Dafür haben solche Beobachtungsstudien den Vorteil, dass genug Personen erfasst werden und somit auch geschlechterspezifische Effekte untersucht werden können. Die Frage, ob Sport bei Frauen und Männern gleichermaßen auf die Hirngesundheit wirkt, ist sehr relevant. Auffällig war nämlich in dieser großen Studie, dass manche Effekte geschlechtsspezifisch auftraten: Männer zeigten in bestimmten Hirnstrukturparametern – etwa dem Liquorvolumen – stärkere Zusammenhänge mit Bewegung. Aber es gibt derzeit noch nicht genügend Daten, um für Frauen und Männer angepasste Empfehlungen zu machen.

Die Studie unterstreicht wiederum, dass körperliche Aktivität ein bedeutender Schutzfaktor für die Gehirngesundheit ist – und zwar unabhängig davon, ob genetische Risikofaktoren vorliegen oder welches Geschlecht eine Person hat. Menschen, die sich regelmäßig bewegen, haben nicht nur ein niedrigeres Risiko, an Alzheimer zu erkranken, sondern zeigen auch eine insgesamt gesündere Hirnstruktur und eine bessere kognitive Verarbeitungsgeschwindigkeit. Besonders relevant sind diese Erkenntnisse angesichts der Tatsache, dass Alzheimer bislang nicht heilbar ist – präventive Maßnahmen wie körperliche Aktivität gewinnen daher zunehmend an Bedeutung.

Allerdings gibt es auch hier Einschränkungen bei der Aussagefähigkeit: Wie bereits erwähnt, ist die Studie beobachtend angelegt, das heißt, sie kann keine endgültigen Aussagen darüber treffen, ob Bewegung direkt vor Alzheimer schützt oder ob körperlich aktive Menschen einfach allgemein gesünder sind. Hinzu kommt, dass Ernährung nicht als Einflussfaktor berücksichtigt wurde, obwohl sie ebenfalls eine wichtige Rolle für das Gehirn spielt. Ein weiterer Punkt ist die relativ homogene Zusammensetzung der untersuchten Bevölkerung: Die Teilnehmenden waren überwiegend weiß, gut gebildet und gesund – was die Übertragbarkeit der Ergebnisse auf andere Bevölkerungsgruppen einschränkt. Und obwohl die Stichprobe sehr groß war, lag die Anzahl tatsächlich diagnostizierter Alzheimer-Fälle bei nur 141 – für stärkere Aussagen zur Krankheitsentstehung möglicherweise zu gering. Das soll hier nicht Bewegung und Sport in seiner Bedeutung reduzieren. Im Gegenteil, Sport ist meine eindringliche Empfehlung an Sie. Nun geht es nur noch darum, welchen Sport Sie machen möchten.

Welcher Sport und wie viel soll es sein?

Nun geht es darum, dass Sie den Sport und die Bewegung für sich finden, von der Sie am meisten profitieren.

Sie haben nun einiges über eine verbesserte Durchblutung durch Bewegung und eine damit zusammenhängende Neuentstehung von Nervenzellen erfahren. Doch entscheidend ist die Frage: Welchen Nutzen haben Sie konkret davon, auf diesem Wege Ihre geistige Fitness zu fördern? Wie wir bereits gesehen haben, gibt es eine Reihe von Prozessen, die gemeinsam unser episodisches Gedächtnis ausmachen. Die entscheidende Frage lautet, ob Sport all diese Prozesse gleichermaßen verbessert oder einen besonderen Effekt auf ganz bestimmte Prozesse hat. Tatsächlich sieht es so aus, als gäbe es hier einen privilegierten Zusammenhang zwischen Sport, Neurogenese, Durchblutungsverbesserung und einem ganz bestimmten Aspekt des episodischen Gedächtnisses, nämlich der Mustertrennung.

Die in Kapitel 3 beschriebene Neurogenese findet vor allem in den Bereichen des Hippocampus statt, die für die Mustertrennung notwendig sind, und zwar insbesondere im Gyrus dentatus. Wenn hier neue Zellen entstehen, scheint das Kapazitäten zu schaffen, um neue Gedächtnisinhalte sehr präzise darzustellen und zu verhindern, dass wir diese mit alten Gedächtnisinhalten vermischen. Das erlaubt uns, ähnliche Erinnerungen voneinander zu trennen. Neurogenese verbessert insbesondere über die Mustertrennung die Gedächtnispräzision.

SCHARFE TRENNUNG: Das Konzept der Mustertrennung im Gehirn besagt, dass der Hippocampus ähnliche Erlebnisse nicht miteinander vermischt. Wenn wir etwas Neues erleben, das Ähnlichkeit mit früheren Erlebnissen hat, trennt der Hippocampus die Speicherorte voneinander.

Die Fähigkeit zur Mustertrennung war nicht nur für Urmenschen nützlich. Auch heute in unserer komplexen Erfahrungswelt mit Herausforderungen im Beruf oder einem Alltag mit Navigationssystemen, dem Einkauf im Supermarkt oder das Erlernen einer neuen Sprache, ist Mustertrennung gefragt.

Dabei zeigt sich auch, dass pharmakologische und ernährungsbezogene Ergänzungen weitere mögliche Ansätze sind, um die Wirkung von Sport und der Mustertrennung zu stärken. Das in Lebensmitteln wie Blaubeeren, Zitrusfrüchten oder schwarzem Tee vorkommende Flavanol Epicatechin kann die Wirkung von Bewegung auf die Gedächtnisleistung verbessern. Über die Monoamine, die zur Gruppe der Neurotransmitter gehören, werden im menschlichen Körper Reize und Signale zwischen den Zellen weitergeleitet. Wichtige Monoamine sind etwa Noradrenalin, Serotonin und Dopamin. Bei Menschen führt die Einnahme eines Getränks mit hohem Flavanolgehalt zu schnelleren Reaktionszeiten, wenn wir in einer Mustertrennungsaufgabe versuchen, verschiedene Erinnerungen im Gedächtnis voneinander zu trennen.

Vor dem Start: Gesundheits-Check-up

Bevor wir dazu kommen, wie Ihr Bewegungsprogramm möglicherweise aussehen kann, muss bei der Planung der sportlichen Aktivitäten berücksichtigt werden, dass es eine Reihe gesundheitlicher Risikofaktoren gibt, die die positiven Effekte von Bewegung beeinflussen können. Dazu gehören das metabolische Syndrom, wozu eine Insulinresistenz (etwa bei einem Diabetes Typ 2), Bluthochdruck, eine Fettstoffwechselstörung zählen, oder auch Schlaganfälle. In einer Studie wurde insbesondere bei über 70-jährigen Personen trotz Ausschluss solcher vaskulärer Risikofaktoren ein Problem mit dem Blutfluss nach körperlicher Aktivität beobachtet. Es gab auch Hinweise auf Schäden der Blut-Hirn-Schranke im Hippocampus, die möglicherweise durch eine Schädigung von Gefäßzellen (Perizyten) verursacht wird. Gerade bei zerebrovaskulären (auf Veränderungen der Hirngefäße bezogenen) und den benannten metabolischen Risikofaktoren kann intensive Bewegung möglicherweise Risiken beinhalten.

DAS SUPERFOOD FÜR IHR GEHIRN

Flavanole färben Obst und Gemüse bunt. Die Stoffe fördern aber auch in Kombination mit Bewegung die Gedächtnisleistung.

Erdbeeren

Brombeeren

Blaubeeren

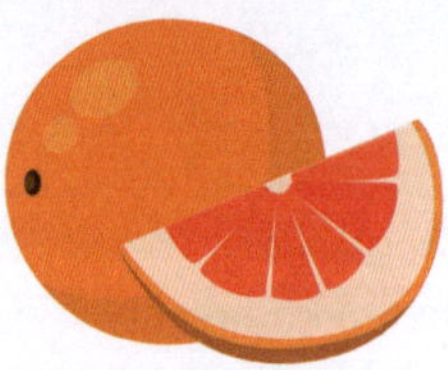

Grapefruit

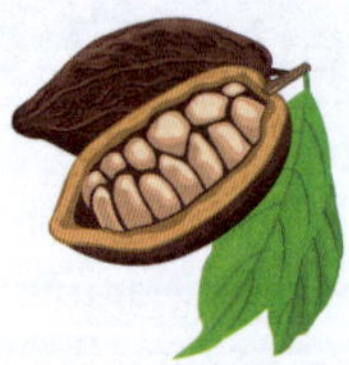

Kakao (70 %)

Zitrone

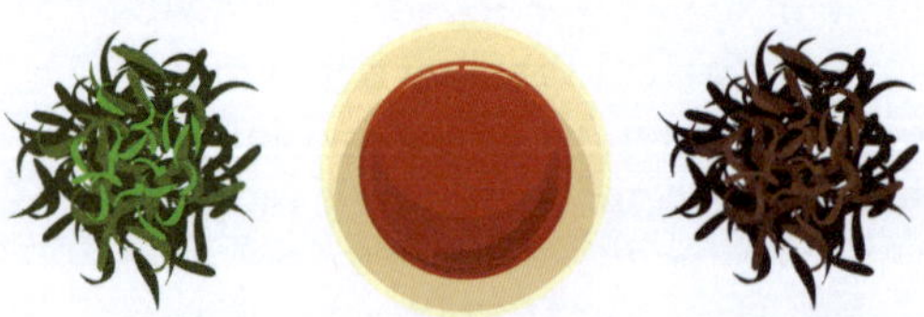

grüner und schwarzer Tee

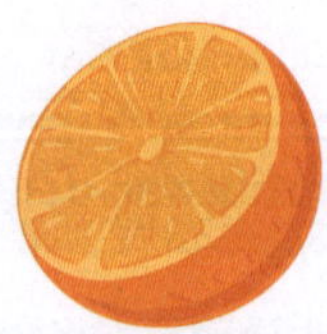

Orange

GRUNDSÄTZLICH GILT DAHER BEIM SPORT: Die Belastung sollte individuell geregelt und am besten ärztlich begleitet werden. Das gilt insbesondere, wenn Sie bereits von Vorerkrankungen betroffen sind. Wenn Sie erst jetzt in den Sport einsteigen: Gehen Sie zu Ihrem Hausarzt und klären Sie Ihr Vorhaben mit ihm ab. Er wird Sie dabei beraten und vielleicht einen Sportmediziner empfehlen, der mit Ihnen Ihr Sportprogramm zusammen entwickelt und alle wichtigen Voruntersuchungen durchführen kann.

Dass es sinnvoll ist, die Sportintensität an die eigenen Fähigkeiten und körperlichen Voraussetzungen anzupassen, zeigen unter anderem Daten aus der Million Women Study. An der britischen Beobachtungsstudie nahmen mehr als eine Million Frauen der Altersgruppe von 50 bis 64 Jahren teil und dabei zeigte sich, dass eine moderate Sportintensität (siehe Seite 163) mit einem geringeren Risiko für zerebrovaskuläre Ereignisse (Blutungen und Durchblutungsstörungen) einhergeht als intensive körperliche Belastung.

Jeder Sport hilft anders

Je nachdem, für welche Art von körperlicher Aktivität Sie sich entscheiden, sind auch die Auswirkungen auf die Gehirngesundheit verschieden. Entscheiden Sie sich für Ausdauertraining wie Joggen, Schwimmen oder Radfahren, wird das vor allem positive Effekte auf die Herz-Kreislauf-Gesundheit haben und die Durchblutung des Gehirns fördern. So schaffen Sie die Voraussetzungen, dass Ihr Gehirn gut mit den wichtigen Nährstoffen und Sauerstoff versorgt wird. Krafttraining hingegen kann die Muskelkraft und -ausdauer verbessern und damit indirekt auch die kognitiven Funktionen des Gehirns unterstützen. Beweglichkeitstraining wie Yoga oder Stretching hat Auswirkungen auf Ihre Flexibilität und baut Stress ab, was wiederum durch die Senkung des Cortisolspiegels sehr gut für Ihre kognitive Gesundheit ist (siehe Seite 134). Gleichzeitig kann es die kognitive Reserve fördern, indem es Gedächtnisprozesse unterstützt.

Sport und Bewegung brauchen sicher hin und wieder etwas Motivation und Durchhaltevermögen. Es kann helfen, wenn Sie sich fixe Zeitfenster in der Woche einrichten, in denen es um Ihre körperliche

Betätigung geht, und nutzen Sie diese konsequent auch an Tagen, an denen die Lust nicht ganz so groß ist. Machen Sie dabei Sport und Bewegung zu einem festen Ritual in Ihrem Tagesablauf. Das braucht sicher eine Zeit der Gewöhnung, aber so wird Ihr Bewegungsprogramm Schritt für Schritt ein Teil Ihres Lebensstils. Denn gerade die Regelmäßigkeit ist entscheidend, um die Vorteile der körperlichen Aktivität für die kognitive Reserve voll auszuschöpfen.

DIE FRAGE NACH DER HÄUFIGKEIT: Zwar empfiehlt die WHO etwa 150 Minuten moderate oder 75 Minuten intensive aerobe Aktivität pro Woche, doch, wie viel körperliche Aktivität optimal ist, unterscheidet sich von Mensch zu Mensch und ist nicht zuletzt auch zu Beginn eine Frage der Ausgangslage. Wichtig für Sie ist vielmehr, eine Aktivität zu finden, die Spaß macht und die Sie regelmäßig ausüben können und wollen. Denn Sie müssen dranbleiben und wenn Sie etwas nicht gerne tun, werden Sie nicht motiviert sein.

Und denken Sie daran: Es ist nie zu spät, mit Sport zu beginnen, auch im höheren und hohen Alter kann man von körperlicher Aktivität profitieren, ob es das Herz-Kreislauf-System ist, die Muskeln oder die Knochen. Ihr ganzer Körper wird es Ihnen danken und Sie werden mit einem höheren Wohlbefinden belohnt.

Warum moderater Sport für Ihr Gehirn am besten ist

Die Studienlage deutet darauf hin, dass eine moderate Intensität der Herz-Kreislauf-Belastung beim Sport ein optimaler Kompromiss zu sein scheint. Sie werden sich sicher fragen, was in diesem Zusammenhang moderat bedeutet. Tatsächlich ist der Begriff moderate Intensität gut definiert und es gibt einfache Methoden, um für Sie selbst festzustellen, ob Sie auf einem moderaten Niveau trainieren. Der Begriff bezieht sich jeweils auf das eigene Leistungsniveau und ist nicht an allgemeingültigen Messwerten festzumachen.

Bezogen auf Ihre eigene Leistungsfähigkeit bedeutet moderat im Hinblick auf Atmung, Herzfrequenz, Schwitzen und Sprechen beim

FINDEN SIE IHREN MODERATEN MODUS

WERT BORG-SKALA	GESCHÄTZTER PULS	TRAININGSINTENSITÄT
6	60	Keine Anstrengung, kein Training
7	70	Regenerationstraining, sehr, sehr bis sehr leicht, Gefühl, noch sehr lange trainieren zu können, einfaches Atmen
8	80	
9	90	
10	100	
11	110	Fettverbrennungstraining, leicht bis etwas anstrengend, Übung kann aber noch gut ausgeführt werden, Atmung ist spürbar erhöht, aber flüssiges Sprechen ist noch möglich
12	120	
13	130	
14	140	Herz-Kreislauf- bzw. Cardio-Training, anstrengend, mäßige Atemnot, zunehmende Ermüdung, das Gefühl, bald abbrechen zu müssen
15	150	
16	160	
17	170	Anaerobes Training, sehr bis sehr, sehr anstrengend, hohe Atemnot, Gefühl der Überbelastung, persönliche Schmerzgrenze ist erreicht
18	180	
19	190	
20	200	Atemnot, die Aktivität kann nicht mehr ausgeführt werden, Abbruch des Trainings

Sport Folgendes: Die Atmung geht schneller, Sie sind aber nicht außer Atem. Ihre Herzfrequenz liegt bei etwa 50 bis 70 Prozent der maximalen Herzfrequenz. Nach ungefähr zehn Minuten beginnen Sie, leicht zu schwitzen. Und dann ist da noch der Sprechtest: Wenn Sie noch reden, aber nicht mehr singen können, ist die Belastung gut eingestellt.

Sie können für die Einschätzung eines moderaten Sportmodus sehr gut Ihre subjektive Anstrengung heranziehen. Die entsprechende Skala bezeichnet man als Borg-Skala (siehe Seite 163). Die Borg-Skala ist ein Bewertungsverfahren zur Einteilung des Schweregrads von subjektiv empfundener Erschöpfung, Atemnot oder Schmerzen. Die Skala wird in der Regel als Fragebogen in der Kardiologie, Pneumologie oder Sportmedizin eingesetzt. Auf der Borg-Skala bedeutet der Wert 6 keine Anstrengung und 20 eine maximale Anstrengung und damit Ihr persönliches Limit, das Sie nicht überschreiten können. Moderate Intensität wäre dann auf der Borg-Skala ein Wert von 12 bis 14, was ungefähr der Einschätzung „etwas anstrengend" bis „anstrengend" entspricht.

DIE FORMEL FÜR IHRE HERZFREQUENZ: 220 minus Lebensalter ergibt die ungefähre maximale Herzfrequenz. Bei einem 65-jährigen Menschen kommt man so auf 155 Schläge pro Minute Maximum und der moderate Bereich von 50 bis 70 Prozent liegt somit zwischen 78 und 109 Schlägen pro Minute. Nutzen Sie vielleicht gerade zu Beginn einen Pulsmesser, um sich hier zu orientieren und nicht zu überfordern.

Darf's doch ein wenig mehr Sport sein?

Wenn Sie regelmäßig mindestens 150 Minuten pro Woche moderate Anstrengungen erreichen, erfüllen Sie die Mindestanforderungen, um Ihrer geistigen Fitness einen Schub zu geben. Sie können aber durchaus darüber hinausgehen. Sofern es Ihr Arzt erlaubt und Ihre Gesundheit es zulässt, ist es durchaus sinnvoll, ein bis zweimal in der Woche mindestens in den intensiven Bereich der Anstrengung zu kommen.

Das bedeutet, dass Sie Ihre Pulsrate bei diesen Trainings auf über 70 Prozent Ihrer maximalen Herzfrequenz steigern. Das können Sie zum Beispiel erreichen, indem Sie joggen gehen oder sehr zügig Rad fahren, also mit einer Geschwindigkeit von über 20 Stundenkilometern. Es ist dieser intensive Bereich, der die besonderen Effekte von Sport auslöst. Dazu gehören zum Beispiel die Freisetzung von dem zuvor beschriebenen Muskellaktat, von Myokinen, von Wachstumsfaktoren und die Stimulation von Gefäßwachstum im Gehirn (siehe Seite 148).

DENKEN SIE ABER IMMER AN DAS NEUE! Wie Sie nach der Lektüre dieses Buches sicher wissen, ist das Training besonders dann effektiv, wenn Sie moderaten bis intensiven Sport mit der Erkundung neuer Umgebungen verknüpfen. Also genau dann, wenn Sie zu Fuß oder auf dem Fahrrad eine neue Stadt erkunden oder sich zu einer Wanderung in einer neuen Umgebung aufmachen, wenn Sie einen neuen Gipfel in den Alpen erklimmen oder durch einen neuen Fluss paddeln oder mit dem Fahrrad durch die Pyrenäen radeln.

Sie haben sicherlich für sich selbst schon feststellen können, dass Sie wesentlich weniger ermüden und stärker motiviert sind, sich zu bewegen, wenn Sie in einer neuen Umgebung unterwegs sind und eine interessante neue Umwelt erkunden. Vielleicht erinnern Sie sich auch gleich an Ihren letzten Urlaub? Das hängt mit dem zuvor beschriebenen NOMAD-Modell und der Dopaminausschüttung zusammen. Machen Sie sich diesen Mechanismus zunutze. Versuchen Sie nicht, in Ihrem Treppenhaus Sport zu treiben, indem Sie die Treppen mehrfach rauf und runter rennen. Erstens ist es eine ausgesprochen monotone Tätigkeit, bei der Sie nicht sonderlich viel Spaß haben werden. Zweitens kennen Sie Ihr Treppenhaus sicher zur Genüge. Das Ergebnis: Sie werden sich dazu irgendwann einfach nicht mehr aufraffen können und lassen es lieber ganz sein. Sie werden sich einfacher motivieren können, sich ausgiebig und intensiv zu bewegen, wenn Sie einen Sport finden, der Ihnen Spaß macht und den Sie noch mit Erkundungen ganz neuer Umgebungen verbinden können. Und dann ergibt das sportive Treppensteigen auf dem Eiffelturm rundum Sinn.

Geistige Fitness bis ins hohe Alter

Sie sehen: Nur weil Sie älter werden, heißt dass nicht gleichzeitig, dass Sie nicht weiterhin körperlich und geistig zu Höchstleistungen fähig sind. Sport, Ernährung und vieles andere – wie sie in diesem Buch erfahren haben – helfen präventiv, indem Sie Erkrankungen wie vor allem Alzheimer vorbeugen und das Risiko für Demenz senken. Doch Prävention ist nur ein Aspekt. Gleichzeitig können Sie Ihrem Gehirn auf diese Weise helfen, länger hellwach und leistungsfähig zu bleiben. Letztlich geht es um eine ganzheitliche Betrachtung des Körpers und um die Erkenntnis, wie wichtig der ganze Körper für die Funktion unseres Geistesorgans ist. Das Gehirn trainieren wir nicht nur über die Aufnahme neuen Wissens, sondern können ihm auf vielen verschiedenen Wegen Gutes tun und seine Funktion fördern und erhalten. Gewöhnen Sie sich an, Ihr Gehirn als einen Ihrer wichtigsten Muskeln zu sehen, der regelmäßiges Training braucht, um seine Leistungsfähigkeit zu erhalten und auszubauen. Animieren Sie auch anderen Menschen in Ihrem Umfeld zu einer solchen Sichtweise, damit Sie alle gemeinsam bis ins hohe Alter von einem fitten Geist profitieren können. Außerdem trainiert es sich fast immer leichter und angenehmer in Gesellschaft. Wenn es Laufgruppen gibt: Warum soll es nicht auch Gehirnjogging-Gruppen geben? Seien Sie innovativ!

SERVICE

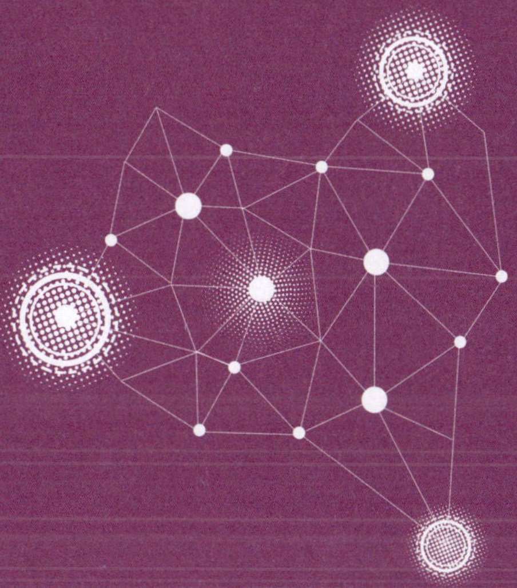

Trainingsplan
Logbuch
Literatur
Register

IHR TRAININGSPLAN

MONTAG

Morgens: 30 Minuten moderater Sport, wie ein zügiger Spaziergang im Park oder Wald (Teil des Sportziels, siehe ab Seite 137)

Mittags: Mahlzeit nach mediterranem Vorbild, zum Beispiel mit Vollkornpasta oder Hülsenfrüchten, mit Paprika-Zucchini-Gemüse und etwas Olivenöl

Nachmittags: 1. Einheit Gehirntraining: Übungen zu Aufmerksamkeit und visuellem Gedächtnis, siehe „Was hat sich verändert?" Seite 112

Abends: Achtsamkeitsübung „Kleine Atemübung", siehe Seite 135

DIENSTAG

Vormittags: 20 Minuten sanftes Krafttraining mit Wandsitzen, Wandliegestütze, Rumpfstabilisierung, siehe Übungen Seite 47

Mittags: Selbstreflexion: Welche drei ungesunden Gewohnheiten wollen Sie diese Woche vermeiden? Mahlzeit nach nordischem Vorbild – Fisch, Buchweizen mit Kohl oder anderem Wurzelgemüse

Abends: 2. Einheit Gehirntraining – diesmal mit etwas Herausforderung mit den „Schatzinseln", siehe Seite 122

MITTWOCH

Morgens: Einkauf mit Fokus auf mediterrane und nordischen Zutaten (Beerenobst, Gemüse, Fisch, Nüsse, Hülsenfrüchte, Olivenöl)

Nachmittags: Schreiben Sie Ihre positiven Gedanken auf, siehe Seite 170, kleine Achtsamkeitsübung „Body-Scan", siehe Seite 134

Abends: 10 Minuten Balance-Übungen vor dem Fernseher oder beim Zähneputzen, siehe Übung „Vernetzte Koordination", Seite 154

DONNERSTAG

Pause mit ausgiebigem Spaziergang von mindestens 30 Minuten

Kleines Tagebuch erstellen: Wie viel Bewegung, wie viel Gehirntraining, welche Ernährungsbausteine haben Sie bisher umgesetzt?

FREITAG

Morgens: 3. Einheit Gehirntraining – Fokus auf sprachliches Arbeitsgedächtnis, siehe Übung „Verbales Denken", Seite 108, oder ein Kreuzworträtsel

Mittags: Probieren Sie ein Rezept aus mit für Sie völlig neuen Zutaten, zum Beispiel ein Quinoasalat mit Feta, Tomaten, Gurken, Oliven, Zitronendressing

Abends: Mini-Atemübung zur Entspannung vor dem Schlafen, siehe Seite 38

SAMSTAG

Vormittags: 45 Minuten moderater Sport, zum Beispiel Nordic Walking mit einer Freundin – Ziel: Motivation durch soziale Aktivität

Mittags: Tagebuch aktualisieren, Überprüfung Bewegungsziel: Haben Sie Ihr Wochenziel (mindestens 150 Minuten Bewegung) erreicht? Wenn nicht bauen Sie noch eine Einheit am Sonntag ein

Abends: Erkennen von Verhaltensmustern und kleinen positiven Aktivitäten für den Alltag

SONNTAG

Ruhiger Tag: Kein Training nötig, aber freiwillige Aufgaben wie etwa Tanzunterricht nehmen oder Sie wandeln Ihr Lieblingsgericht mit mehr Gemüse und weniger Fleisch in eine gesunde Variante um

Kurzes Wochenfazit: siehe Logbuch, Seite 170

angelehnt an die Studie Maintain Your Brain (MYB) Protocol of a 3-Year Randomized Controlled Trial of a Personalized Multi-Modal Digital Health Intervention, Henry Brodaty et al., 2019

LOGBUCH

Was habe ich in dieser Woche umgesetzt, um meine Ziele zu erreichen?

Welches sind meine persönlichen Gehirn-Trainings-Ziele für die nächste Woche?

Welche Hindernisse sind in dieser Woche aufgetaucht und wie kann ich sie das nächste Mal bewältigen?

Was hat mich in dieser Woche gestresst?

Was waren meine guten Ereignisse, Erfolge usw.?

LITERATUR (AUSWAHL)

Laura D. Baker et al.: Structured vs Self-Guided Multidomain Lifestyle Interventions for Global Cognitive Function. The US POINTER Randomized Clinical Trial, 2025

Gill Livingston et al.: Dementia prevention, intervention, and care: 2024 report of the Lancet standing Commission, 2024

Charan Ranganath: Why We Remember: Unlocking Memory's Power to Hold on to What Matters, 2024

Emily Clionsky, Mitchell Clionsky: Dementia Prevention. Using Your Head to Save Your Brain, 2023

Sanjay Gupta: Keep sharp. Build a Better Brain, 2021

Lisa Mosconi: Länger leben, besser schlafen, Demenz vorbeugen – wie Frauen gesund bleiben, 2020

Daniela Schachter: The Seven Sins of Memory: How the Mind Forgets and Remembers, 2002

Wendy Suzuki: Healthy Brain, Happy Life: A Personal Program to to Activate Your Brain and Do Everything Better, 2016

Gesundheitsratgeber der Stiftung Warentest:

Prof. Dr. Dr. Kai Spiegelhalder: Das Besser-schlafen-Prinzip. Mit einfachen Strategien den Schlaf optimieren und Schlafstörungen überwinden, 2024

Prof. Dr. Sabine Hubbertz-Josat, Prof. Dr. Katharina Wick: Self Care – sei gut zu dir. Gesundheit und Wohlbefinden selbst in die Hand nehmen, 2024

Prof. Dr. Gerhard Hindricks: Hallo, starkes Herz. Eine Anleitung für ein herzgesundes Leben, 2023

Prof. Dr. Dr. Andreas Hillert: Stress positiv nutzen. Ganz locker auf der Stresswelle surfen, 2023

Dr. Jana Christina Müller-Flechtenmacher, Mirjam Weinstein-Riechmann, Alexander Bredereck: Hilfe bei Depressionen. Symptome verstehen, Alltag meistern, Unterstützung finden, 2023

Anke Nolte, Prof Dr. Manfred Anlauf: Schluss mit Bluthochdruck. Vorbeugen, erkennen, behandeln, 2022

REGISTER

K

L

M

N

O

Prof. Dr. med. Emrah Düzel ist Direktor des Instituts für kognitive Neurologie und Demenzforschung an der Universität Magdeburg und Sprecher des dortigen Standorts des Deutschen Zentrums für Neurodegenerative Erkrankungen e. V. Er lehrt unter anderem am Institut für Neurowissenschaft am University College London, er ist Sprecher des Sonderforschungsbereiches Neuronale Ressourcen der Kognition, der Deutschen Forschungsgemeinschaft und ist Mitglied der Max Planck School of Cognition. Professor Düzel ist einer der weltweit führenden Forscher zu Kognition und Gedächtnisfunktion.

Die Stiftung Warentest wurde 1964 auf Beschluss des Deutschen Bundestages gegründet, um Verbraucherinnen und Verbrauchern durch vergleichende Tests von Waren und Dienstleistungen eine unabhängige und objektive Unterstützung zu bieten. Mehr zu unserem Qualitätsanspruch und viele weitere Bücher finden Sie unter www.test.de.

Gedruckt in Deutschland · Mineralölfreie Druckfarben

1.Nachdruck

Stiftung Warentest
Lützowplatz 11–13, 10785 Berlin
www.test.de
email@stiftung-warentest.de
USt-IdNr.: DE136725570

Vorständin: Julia Bönisch
Programmleitung: Niclas Dewitz
Autor: Prof. Dr. med. Emrah Düzel
Projektleitung: Veronika Schuster
Lektorat: Carsten Tergast, Leer
Korrektorat: Silke Martin
Grafik, Satz: Anna Bakalovic
Bildnachweis: GettyImages;
S. 18: AdobeStoc, globeds
Verlagsherstellung: Rita Brosius (Ltg.),
Romy Alig, Susanne Beeh
Druck: Meinders & Elstermann GmbH & Co. KG, Belm

ISBN: 978-3-7471-0976-2

Bei Fragen zur Sicherheit dieses Produkts wenden Sie sich bitte an:
gpsr@stiftung-warentest.de

Stiftung Warentest